Prof. Dr. med. Walter Dorsch

Kinder – natürlich gesund

Prof. Dr. med. Walter Dorsch

Kinder – natürlich gesund

Naturheilverfahren, die wirklich helfen

Unter Mitarbeit
von Ulrike Strerath-Bolz

Ullstein

Unseren Kindern und Enkeln

Inhalt

Einleitung

Was einen guten Kinderarzt ausmacht

Bei welchem Arzt fühlen sich Eltern und Kinder am besten aufgehoben, woran erkennt man einen guten Kinderarzt?

Wie bei allen Berufen muss er zunächst sein Handwerk beherrschen. Die Fortschritte der Wissenschaft sind unbestreitbar. Keiner möchte auf sie verzichten. Darauf muss sich der Kinderarzt einstellen und sich ständig weiterbilden. Mindestens ebenso wichtig ist, dass er die Psyche der ihm anvertrauten Kinder versteht und die Sorgen und Ängste der Eltern ernst nimmt. Wenn die persönliche Zuwendung und das Mitgefühl fehlen, fühlt sich jeder Patient, egal ob klein oder groß, schnell verunsichert und womöglich von der »Apparatemedizin« abgestoßen.

Tatsächlich fehlt es im Praxisalltag manchmal an der nötigen Zeit, um Eltern und Kindern zu erklären, welche Maßnahmen sinnvoll sind und warum. Das ist die Realität, und wir müssen stetig daran arbeiten, dass sie sich verbessert. Zudem wird immer wieder kritisiert, dass das einfühlsame Gespräch mit dem Patienten in der Ausbildung junger Ärzte viel zu kurz kommt. Auch das muss sich ändern.

Manche Eltern wenden sich aus diesen und anderen Gründen enttäuscht jenen Ärzten und Heilern zu, die sogenannte alternative Heilmethoden anbieten, eine »ganzheitliche« Medizin versprechen und die klassische Medizin als Schulmedizin verunglimpfen.

Ich plädiere für eine vorurteilsfreie Anwendung von Methoden der klassischen Medizin *und* von Naturheilverfahren, und zwar so, dass unsere Kinder gesund aufwachsen und die bestmögliche Behandlung erfahren können. Ich möchte nicht mit dem Anspruch auf Vollständigkeit auftreten, sondern schildern, womit meine Patienten und ich gute Erfahrungen gemacht haben. Diesen Kindern und ihren Eltern vor allem möchte ich für das Vertrauen danken, das sie mir in vielen Jahren entgegengebracht haben. Ich bin dankbar für alles, was ich von ihnen lernen durfte. Denn Kinder können uns in der Tat viel beibringen – zum Beispiel die Unbefangenheit, mit der sie Dinge infrage stellen, die Erwachsene für sehr normal und kaum des Staunens wert finden. Es kommt nicht von ungefähr, dass ausgerechnet ein Kind laut und vernehmlich kundgetan hat, dass es des Kaisers neue Kleider gar nicht gebe, sondern der Kaiser nackt sei. Nur ein Kind war mutig genug, dies auch auszusprechen. In diesem Sinne dürfen wir Kinderärzte kindlich bleiben, auch im hohen Alter. Der stete Umgang mit Kindern und Heranwachsenden, die immer wieder Fragen stellen, auf die die Erwachsenenwelt oft vorschnell endgültige Antworten zu geben versucht, hält uns wach.

Mein Buch soll das persönliche Gespräch zwischen Kinderarzt, Eltern und Kindern nicht ersetzen, sondern das eine oder andere ausführlicher erklären. Ich will versuchen, die Fragen betroffener Eltern so zu beantworten, als würden sie in meiner Praxis vor mir sitzen und ich hätte alle Zeit der Welt, mit ihnen zu sprechen, ihnen zuzuhören und zu verstehen, was sie im Innersten bewegt.

Die Auswahl der hier vorgestellten Naturheilverfahren ist naturgemäß subjektiv. Sie beruht auf meiner jahrzehntelangen Arbeit in Forschung und angewandter Kinderheilkunde sowie einer wissenschaftlich fundierten Erfahrung in Naturheilkunde. Als Hausarzt kranker Kinder und ihrer Familien bin ich darüber hinaus mit einer Fülle von Fragen und Problemen des alltäglichen Lebens konfrontiert. In unserer Münchner Gemeinschaftspraxis sehen wir Kinder aus allen sozialen Schichten, die Praxis liegt in einem Schnittpunkt verschiedenster Bevölkerungsgruppen. Doch so unterschiedlich die Herkunft meiner jungen Patienten auch sein mag, ihren Eltern ist am Ende eines gemeinsam: Sie wünschen sich natürlich gesunde Kinder.

Wie können wir das erreichen? Auf den folgenden Seiten möchte ich Ihnen schildern, was ich für die beste und wirksamste Medizin halte.

Walter Dorsch
München, im Februar 2018

I.

Konkurrenten oder Partner? Naturheilverfahren und klassische Medizin

Was bringt den Doktor um sein Brot?
a) die Gesundheit, b) der Tod.
Drum hält der Arzt, auf dass er lebe,
uns zwischen beiden in der Schwebe.

EUGEN ROTH

Der Münchner Satiriker Eugen Roth muss die falschen Ärzte getroffen haben. Zwar wissen wir nicht, ob Kinderärzte unter ihnen waren, und Herrn Roth können wir leider nicht mehr befragen. Dennoch scheint mir, dass es sich bei uns um eine besondere Spezies handelt: Wir Kinderärzte opfern uns auf, Tag und Nacht, lassen uns durch keine noch so schwierige und sinnleere bürokratische Maßnahme entmutigen und liefern selbstverständlich nur gesunde und wohlgeratene Erwachsene in der Erwachsenenmedizin ab. Oder etwa nicht?

Die Gründe, weshalb wir aufgesucht werden, haben sich im letzten Jahrhundert und zu Beginn dieses Jahrhunderts deutlich gewandelt. Die Herausforderungen sind enorm gestiegen: Die Großfamilie ist verschwunden, stattdessen leben viele Kinder in kleinen Familien als Einzelkind oder mit einem alleinerziehenden Elternteil. Viele Eltern stehen unter Leistungsdruck, leiden unter Zeitmangel und sind verunsichert darüber, wie sie ihren Kindern am besten helfen können. Aus diesem Grund werden zunehmend auch Fragen der Lebensführung an uns herangetragen. Es ist eine Aufgabe, der wir uns gern stellen. Wir verstehen sie als Auftrag, der dazu beiträgt, dass der Beruf des Kinderarztes trotz mancher bürokratischer Mühsal befriedigt, ja, glücklich macht. Und weil mir dieses Glück über viele Jahre zuteilgeworden ist, schreibe ich dieses Buch.

Ich sehe mich in erster Linie als Arzt für meine Patienten und freue mich, wenn ich ihnen mit Rat und Tat zur Seite stehen kann. Das Kompetenzgerangel zwischen sogenannten Schulmedizinern und einigen eifrigen Verfechtern der Komplementärmedizin betrachte ich eher mit gemischten Gefühlen. Ist der öffentlich ausgetragene Streit zwischen den beiden Lagern wirklich nötig? Statistiken besagen, dass etwa 80 Prozent aller Kinderärzte die Anwendung von Naturheilverfahren befürworten und solche Verfahren auch persönlich anwenden. Wir müssen also zunächst ergründen, woher der Methodenstreit kommt und warum das Gerücht von den verstockten Schulmedizinern noch immer kursiert.

Mächtige Berater

Beim Besuch von Buchmessen drängt sich mir regelmäßig der Eindruck auf, dass angesichts der Fülle an einschlägigen Beratungsbüchern und Leitfäden eigentlich alle Probleme unseres Lebens gelöst sein müssten oder zumindest lösbar sein sollten. Jedes Kind kann schlafen lernen, jedes Kind kann laufen lernen, jedes Kind kann aufs Gymnasium kommen – wenn man den Buchtiteln glauben darf.

Die Realität sieht oft anders aus: Viele Eltern fühlen sich mit pauschalisierten Empfehlungen alleingelassen, und sie sind es auch. Ein Helfer, der den Ratsuchenden ernst nimmt, wird sich immer erst ein Bild von dessen Situation machen, bevor er Ratschläge erteilt. Oft entsteht schon aus der genauen Analyse eines Problems eine Lösung. Dies können Beraterbroschüren und Ratgeberbücher nicht leisten, auch wenn noch so stark betont wird, dass der Mensch in seiner Gesamtheit immer im Mittelpunkt aller Bemühungen steht. Und wenn es über die Bücher hinausgeht, dann wird selbst der raffinierteste Algorithmus als Berater nicht über Allgemeinplätze hinauskommen.

Wie verführbar wir sind, Allgemeinplätzen – im Sinne von nichtssagenden Formulierungen – einen individuellen Sinn zuzuschreiben, zeigt die Bereitschaft vieler Menschen, an Horoskope zu glauben. Hier ein markantes Beispiel: Ein bekannter Astrologieforscher machte die Probe aufs Exempel. Bei einer Fernsehsendung händigte er verschiedenen Versuchspersonen »ein für Sie persönlich erstelltes Horoskop« aus. Resultat: Alle – egal, ob sie Horoskopen skeptisch oder aufgeschlossen gegenüberstanden – waren verblüfft, wie genau dieses Horoskop ihren Charakter traf.

Nun hatten freilich alle Testpersonen ein identisches Horoskop erhalten, das nichts mit ihren persönlichen Daten zu tun hatte. Nur dieses eine Horoskop war individuell erstellt worden, und zwar für einen Massenmörder. Das Ergebnis hat den Heidelberger Forscher kaum überrascht: »Die meisten Menschen finden sich in den Texten von Horoskopen gut wieder, wenn ihnen nur erzählt wird, dies sei ein ›persönlich für sie‹ erstelltes Horoskop.«

Wenn so wenig dran ist, warum glauben dann so viele an Horoskope? Liegt es daran, dass die Formulierungen im Horoskop recht allgemein gehalten sind und man sich darin deshalb leicht wiederfindet? 1998 führte Geoffrey Dean in der Zeitschrift *Correlation* eine Vielzahl kontrollierter Studien auf, die belegen, dass mehrere bekannte psychologische Mechanismen zu solchen subjektiven Erlebnissen führen können: Selbsterfüllende Prophezeiungen, Selbstzuschreibungen der im Horoskop genannten Eigenschaften, selektive Wahrnehmung und Erinnerung sowie weitere psychologische Prozesse können solche Zusammenhänge vortäuschen.

Wir alle neigen dazu, Leerformeln, an die wir glauben wollen, mit einem Sinn auszustatten, der nicht in ihnen steckt, sondern nur von uns hineingelegt, auf sie projiziert wird. Hieraus erwächst für professionelle Berater, zu denen auch wir Ärzte gehören, eine hohe moralische Verantwortung. Vor allem gegenüber kranken Mitmenschen ist Sorgfalt gefordert. Die Hilflosigkeit, welche die Sorge um die eigene Gesundheit oder – fast noch ausgeprägter – die Sorge um ein krankes Kind auslöst, macht leichtgläubig. Ich habe dies am eigenen Leib erfahren müssen. Mich überkommt heute immer wieder ein heiliger Zorn, wenn ich die fast kriminelle Energie wahrnehmen muss, mit der ratsuchenden Eltern Banales oder Unwirksames angedreht wird – sei es in Form von angeblich energetisch wirkenden Apparaturen oder in Form von angeblichen Medikamenten.

Man möge mich nicht falsch verstehen: Ich bin überzeugter Naturheilkundler, ausgebildeter Arzt für Naturheilverfahren und kämpfe für die Integration seriöser Naturheilverfahren in den klinischen Alltag. Leider ist aber »Naturheilverfahren« in der Öffentlichkeit kein geschützter Begriff. Die Vertreter betrügerischer bzw. erwiesen unwirksamer Methoden preisen ihre Verfahren oft mit dem Vokabular der Alternativmedizin bzw. Naturheilweisen an. Jede noch so abstruse Therapierichtung kann unwidersprochen für sich in Anspruch nehmen, mit natürlichen Mitteln zu arbeiten.

Wir halten also fest – und werden dies noch ausführlich begründen:

- Betrug ist keine Domäne einer bestimmten therapeutischen Richtung
- Naturheilverfahren sind unverzichtbar
- Naturheilverfahren sollen und müssen die klassische Medizin sinnvoll ergänzen
- Naturheilverfahren können und wollen eine wissenschaftlich orientierte Medizin nicht ersetzen. Sie sind also keine Alternative zu dieser Form der Medizin
- In diesem Sinne gibt es keine seriöse Alternativmedizin

Lagerdenken und geschlossene Weltbilder

Die Härte der Auseinandersetzung zwischen »Schulmedizin« und »Alternativmedizin« gleicht in ihrer Irrationalität politischen Grabenkämpfen. Deshalb ein kurzer Ausflug in die Politik.

Als der US-Präsident Richard Nixon 1972 wegen der Watergate-Affäre zurücktreten musste, erzwangen amerikanische Gerichte die Herausgabe der Tonbandprotokolle, die es von den gemeinsamen Besprechungen Nixons und seiner Mitarbeiter gab. Die Öffentlichkeit war erstaunt darüber, in welchem Ausmaß kriminelles Handeln, fahrlässige Dummheit, Duckmäuserei und hinterhältiges Intrigieren innerhalb dieser Gruppe für normal gehalten worden war. Psychologen haben sich eingehend mit diesem Phänomen befasst, es als Watergate-Syndrom bezeichnet und einige Charakteristika herausgearbeitet. Man spricht heute von *Groupthink*, zu Deutsch »Gruppendenken« (vielleicht besser: Rudeldenken, wenn man überhaupt von Denken sprechen will).

Groupthink, ein Begriff, der von dem Sozialpsychologen Irving Janis (1972) geprägt wurde, tritt auf, wenn eine Gruppe fehlerhafte Entscheidungen trifft, weil der Druck der Gruppe zu einer Verschlechterung der »geistigen Effizienz, der Wirklichkeitseinschätzung und des moralischen Urteils« führt. Gruppen, die vom Gruppendenken betroffen sind, ignorieren Alternativen und neigen dazu, irrationale Aktionen zu ergreifen, um andere Gruppen zu entmenschlichen (wörtlich: »dehumanize other groups«). Eine Gruppe ist dann besonders anfällig für Gruppendenken, wenn alle ihre Mitglieder einen ähnlichen Hintergrund aufweisen, wenn die Gruppe von äußeren Meinungen abgeschnitten ist und wenn es in der Gruppe keine eindeutigen Regeln für eine Entscheidungsfindung gibt.

Betrachtet man die Auseinandersetzungen zwischen »Schulmedizin« und »Alternativmedizin« von außen, so kann man – und zwar auf beiden Seiten – fast alle aufgeführten Symptome beobachten: In sich geschlossene medizinische Systeme fühlen sich unangreifbar. Andersdenkende in beiden Gruppen werden herabgesetzt, Abweichler kaum geduldet, Denkhemmungen institutionalisiert. Negative Nachrichten, wie das Ausbleiben eines naturwissenschaftlichen Beweises für die Wirksamkeit der Homöopathie in den letzten zweihundert Jahren, werden ausgeblendet. Wissenschaftler verwechseln den Umstand, dass sie ein bestimmtes Phänomen nicht nachweisen können, mit der Annahme, dass es dieses Phänomen nicht gibt.

Hier passt die schöne Geschichte von Graf Bobby und der verlorenen Uhr:

> Ein Passant entdeckt den Grafen, wie er nachts unter einer Laterne seine verlorene Uhr sucht. Er hilft ihm. Nach einer Stunde erfolglosen Suchens stellt er die Frage, ob der Graf sicher sei, dass er die Uhr unter der Laterne verloren habe. Der Graf deutet die Straße hinunter. Auf die Frage hin, weshalb sie beide denn nicht dort suchten, antwortet er: »Weil dort kein Licht brennt!«

Beispiele für dieses Lagerdenken kennen wir alle genug: Mütter müssen sich gegenüber anderen Müttern rechtfertigen, wenn sie ihre Kinder nach den Empfehlungen der Impfkommission impfen lassen wollen. Ärzte werden verdächtigt, Komplizen der (oft genug als kriminell diffamierten) Arzneimittelindustrie zu sein, wenn sie Antibiotika verordnen. Klinikärzte, die sich mit »obskuren Dingen« beschäftigen, wie der Wirkweise von Kalt-Warm-Wechselbädern (die zu allem Überfluss ein Pfarrer erfunden hat), riskieren unter Umständen ihre berufliche Karriere.

Nicht selten tragen die verfeindeten Lager ihre Auseinandersetzungen in der Öffentlichkeit aus und machen Fernsehen, Internet und Printmedien zu Richtern. Der Wahrheitsfindung dient das nicht.

Es gibt aber Heilmittel gegen das Gruppendenken. Entscheidungsexperten haben festgestellt, dass es ganz einfach verhindert werden kann: Wer sich von außen beobachten lässt, wer auch selbst einmal die Außenperspektive einnimmt und Kritik nicht als Bedrohung, sondern als Bereicherung erfährt, wird auch im Verhältnis zwischen Schulmedizin und Naturheilkunde Gruppendenken vermeiden können. Schon mein Vater – er war selbst Internist – hat mir beigebracht: Der Arzt muss der eigenen Diagnose und der Richtigkeit des eigenen Handelns stets misstrauen, da alles menschliche Handeln immer nur vorläufig und unsicher ist, es trägt das Risiko des Scheiterns in sich. Dieses Denken schützt vor Allmachtfantasien, wie sie aus geschlossenen Weltbildern erwachsen. Darauf hinzuarbeiten wäre aus meiner Sicht ein lohnendes Ziel.

Wissenschaft vs. Wunderglaube

Zwischen Naturheilverfahren und klassischer Medizin wird gern ein Gegensatzpaar konstruiert: Auf der einen Seite steht der verbohrte Schulmediziner, der sich nicht um den Patienten in seiner Gesamtheit kümmert, sondern nur der Apparatemedizin und der pharmazeutischen Industrie verpflichtet ist. Auf der anderen steht der liebevoll zugewandte Herr Doktor, der über die Schulmedizin hinaus Alternativmethoden anwendet und den Menschen in seiner Gesamtheit begreift und heilt.

Dieses Gegensatzpaar ist nach meiner Überzeugung einfach falsch. Arzt und Wissenschaftler nähern sich dem Krankheitsbild eines Patienten nur auf unterschiedliche Art und Weise: Die

Aufgabe des Wissenschaftlers besteht darin, aus der Betrachtung vieler Einzelsituationen allgemeingültige Regeln abzuleiten. Der Arzt wird sich mit allem Wissen, das er besitzt, seinem Patienten in dessen individueller Situation zuwenden.

Der Wissenschaftler mag einem System oder einer Therapierichtung verpflichtet sein, zum Beispiel indem er Techniken entwickelt, um Wirkstoffe und Wirkweisen pflanzlicher Arzneimittel zu erforschen. Er ist dazu verpflichtet, subjektive Wertungen und Einschätzungen in seiner wissenschaftlichen Arbeit zu vermeiden. Anders der Arzt, der direkt am einzelnen Patienten arbeitet: Er wird aus der Vielfalt von Behandlungsmöglichkeiten diejenigen aussuchen, die seinem Patienten am besten nutzen. Er wird ein pflanzliches Arzneimittel einsetzen, wenn es in der individuellen Situation seines Patienten besser wirkt und weniger Nebenwirkungen aufweist als ein synthetisches Mittel – und umgekehrt. Er sollte also keiner speziellen Therapierichtung allein verpflichtet sein. Einen guten Arzt vergleiche ich daher gern mit einem versierten Handwerker, der in seinem Werkzeugkasten eine große Anzahl zuverlässiger Werkzeuge vorhält. Er wird nicht wie ein Hobbybastler versuchen, mit dem gleichen Schraubenzieher die Uhr des Großvaters, das eigene Fahrrad und den Mikrowellenherd zu reparieren.

Manche Ratgeber über Naturheilverfahren lesen sich dagegen wie Kataloge, in denen aufgeführt wird, wie durch ein einziges Verfahren jedes Problem gelöst werden kann. Der Leser ist begeistert und fühlt sich wohl in einer vermeintlich sicheren Welt. Das Resultat konnte ich bei verschiedenen Hausbesuchen besichtigen: So manche Hausapotheke enthielt vierzig bis fünfzig verschiedene homöopathische Mittel für jede denkbare Krankheit oder Funktionsstörung. Als Gegenmittel bei so viel Wunderglauben empfehle ich die Lektüre der 1919 erschienenen Abhandlung *Das autistisch-undisziplinierte Denken in der Medizin und seine Überwin-*

dung von Eugen Bleuler. Darin übt der Züricher Psychiatrieprofessor deutlich Kritik an seinen Kollegen und warnt sie eindringlich vor ihrer Selbstgerechtigkeit. Dieser Gefahr sind Ärzte heute nicht weniger ausgesetzt als damals.

Wie Heilung gelingt: Ursache und Wirkung

Im klinischen Alltag lassen sich spezifische und unspezifische Wirkungen therapeutischer Interventionen oft kaum voneinander trennen. Nehmen Sie als Beispiel einen schreienden Säugling, dem seine Mutter den Bauch mit Kümmelöl massiert. Wer wäre hier in der Lage, den pharmakologischen, den physikalischen und den psychosomatischen Anteil zu bestimmen? Oder anders gefragt: Was heilt – das Kümmelöl, die Massage oder die Zuwendung der Mutter? Ähnlich geht es manchmal Therapeuten: Sie erreichen eine Wirkung auf einem Weg, den sie nicht kennen.

FALLBEISPIEL:

Der Erfolg des Heilpraktikers oder: Warum extreme Diäten manchmal helfen

Der Sohn eines Bäckers leidet seit der Säuglingszeit an einem häufig generalisierten Atopischen Ekzem, das in regelmäßigen Abständen (zwei- bis dreimal pro Jahr) stationär behandelt werden muss. Im Alter von sechs Jahren wird ein Asthma bronchiale manifest. Es wird eine Pollenallergie, später auch eine Hausstaubmilbenallergie festgestellt. Eine Hyposensibilisierung gegen Hausstaubmilben und Pollen von früh blühenden Bäumen, Gräsern und Getreiden wird wegen Nebenwirkungen abgebrochen. Trotz deutlicher Hinweise (Juckreiz im Rachen nach Genuss von Fisch, Nüssen und rohen Äpfeln; Ausschlag nach Hautkontakt mit Hühnerei) wird eine Nahrungsmittelallergie nicht diagnostiziert, auch werden die Angaben des Patienten nicht berücksichtigt, dass das Betreten der Backstube Niesreiz hervorruft, gefolgt von Atemnot in den folgenden Nächten und einer Verschlimmerung des Hautzustands. Fünf Kliniken, darunter Universitätskliniken und Lehrkrankenhäuser, sind an dieser tragischen Entwicklung beteiligt. Erscheinungsfrei war der junge Patient am Ende eines mehrwöchigen Aufenthalts in einer Privatklinik, die von einem Heilpraktiker geleitet wurde und in der alle Kinder die gleiche »allergenfreie Diät« bekamen: keine Eier, keine Milch, keine Nüsse, kein Fisch, nur zerkochtes Gemüse. Der Junge magerte deutlich ab, eindeutige Diagnosen wurden auch hier nicht gestellt.

Erst nach zehn Jahren findet das Leid ein Ende: Aufgrund der für erfahrene Allergologen leicht zu stellenden Diagnosen (Bäckerasthma, Milbenallergie, Pollenallergie und spezifische Nahrungsmittelallergie) waren einfache Maßnahmen zu treffen und erfolgreich: Milbensanierung des Wohnbereichs, Trennung zwischen Backstube und Wohnbereich, Allergenkarenz gegenüber wenigen ausgewählten Nahrungsmitteln bei sonst altersentsprechender Ernährung, symptomatische Behandlung während der Pollenflugzeit. Wir erreichten dauerhafte Beschwerdefreiheit, der alternative Heilpraktiker nicht, trotz immenser Honorare. Und das Kind nahm endlich wieder zu.

FALLBEISPIEL:
Allergenfreie Diät als unbewusste Rache

Kurz vor der Mutter-Kind-Kur hatte sich der Vater von Mutter und Tochter getrennt. Die Mutter war verzweifelt und voll schwarzer Gedanken. Ihr vierjähriges Töchterchen sah dem Vater, der die

Mutter so schmählich im Stich gelassen hatte, ungemein ähnlich. In der Kur verschlimmerten sich Wut und Depression der Mutter. Unbewusst lehnte sie ihre Tochter ab, weil das Mädchen sie an den Vater erinnerte. Bei dem betreuenden Arzt beschwerte sie sich über die Unruhe des Kindes. In einer Untersuchung war eine Sensibilisierung gegenüber Hühnereiweiß nachgewiesen worden – wie sich später herausstellte, ohne klinische Relevanz. Der Kurarzt stellte die Fehldiagnose »Hyperkinetisches Syndrom bei Nahrungsmittelallergie« und verordnete dem körperlich und seelisch gesunden Kind eine vierwöchige allergenfreie Elementardiät, also eine Diät, die nicht gut schmeckt und ein Kind in diesem Alter nicht ausreichend mit Kalorien versorgt. Das anfangs lebhafte Mädchen magerte unter der Diät allmählich immer mehr ab, wurde still und fügsam. Die Tragik des geschilderten Falles liegt darin, dass sowohl der Arzt als auch die Mutter die Resignation des Mädchens als Bestätigung ihrer Fehldiagnose erlebten.

Bei der Beurteilung unserer Methoden sollten wir genau zwischen spezifischen und unspezifischen Wirkungen unterscheiden. Ein wissenschaftlich orientierter Arzt möchte schließlich wissen, wie und wodurch er seinen Patienten helfen kann. Je spezifischer eine Wirkung beschrieben werden kann, desto zuverlässiger lässt sich die entsprechende Maßnahme anwenden bzw. das entsprechende Mittel einsetzen. Je unspezifischer eine Maßnahme ist, desto mehr bleibt die Wirkung dem Zufall überlassen. In unserem ersten Beispiel hatte der Heilpraktiker unseren Patienten durch unspezifische Maßnahmen »geheilt«, die seine Lebensqualität sehr eingeschränkt hatten; außerdem war die Heilung nur von kurzer Dauer.

Manche Verfahren, so z. B. die Bioresonanztherapie, behaupten von sich, nahezu jedes Krankheitsbild behandeln zu können. Aber wie heißt es so schön: Wer alles kann, kann nichts. Die Bioresonanztherapie hat keine spezifische Wirkung. Und je unspezifischer eine Wirkung ist, desto mehr entspricht sie einem Placebo. Es ist allgemein bekannt, wie stark Selbst- und Fremdsuggestion unser Gesundheitsgefühl im Guten (Placebo) wie auch im Schlechten (Nocebo) beeinflussen. Die Forschung über Placebo-Wirkungen ist immens wichtig und wird sicher noch viel mehr Einfluss nehmen auf unsere Selbstwahrnehmung und unsere Lebensführung.

In dem Dreiecksverhältnis zwischen Arzt, krankem Kind und betreuendem Elternteil hat aber nach meiner Einschätzung der Einsatz von Placebos als ernst zu nehmendes medizinisches Therapieinstrument keinen Platz. Eltern wissen um ihre eigene intensive Wirkung bei ihren Kindern, wenn sie sie nach Verletzungen oder in seelischen Konflikten auf den Arm nehmen und trösten. Manchmal muss man als Kinderarzt die Eltern daran erinnern. Wenn mich eine Mutter nach homöopathischen Präparaten fragt, erinnere ich sie an ihre mütterlichen Stärken und erkläre dann meinen ganz persönlichen Standpunkt: »Homöopathie hilft sicher dann, wenn drei daran glauben: das Kind, die Mutter, der Doktor. Was mich betrifft, ich glaube nicht. Was ist mit Ihnen?« Ich persönlich halte es nicht für gut, Heilverfahren wie die Homöopathie einzusetzen, ohne davon selbst überzeugt zu sein, wie es manche Kollegen tun mit Begründungen wie: »Das schadet doch nicht!« oder: »Irgendetwas muss ich ja aufschreiben!«, »Ich benutze das eben als Placebo!« oder: »Die Mutter will das so«. Man soll seinen Patienten gegenüber als der Mensch erkennbar sein, der man ist. Man wird dann vielleicht angegriffen, ist aber auf jeden Fall greifbar.

Wissen schaffen!

Es ist zu begrüßen, dass die Bereitschaft von Vertretern der natürlichen Heilmethoden, ihre Methoden einer kritischen wissenschaftlichen Überprüfung zu unterziehen, in den letzten Jahrzehnten stetig gewachsen ist. Dies trifft insbesondere für die Phytotherapie zu, aber auch für die Kneipp'schen Verfahren, Entspannungstechniken, Akupunktur, Yoga und vieles andere mehr.* Andererseits lässt sich feststellen, dass das Interesse der wissenschaftlich orientierten Medizin an der Erfahrungsheilkunde deutlich zugenommen hat. Es sind also in den vergangenen Jahrzehnten viele Denkhemmungen abgeworfen und viele Gräben überbrückt worden. Exemplarisch sei hier über die Entdeckung verblüffender Wirkungen der Hauszwiebel (Allium cepa) und das wissenschaftliche Echo darauf berichtet:

Die Zwiebel trägt schon seit Jahrhunderten zur Ernährung und Gesunderhaltung der Menschen bei. Die Volksmedizin Europas kennt Zwiebelbonbons gegen Husten, Zwiebelpresssaft bei Insektenstichen und Zwiebelsäckchen bei Ohrenschmerzen. Die Zubereitungsformen variieren: Manche legen die Zwiebel in Zucker ein, manche dämpfen sie, manche quetschen sie, manche hängen Zwiebelscheiben über das Bett ihrer Kinder. Nicht alle Methoden sind gleichwertig: Schon wer sich mit unserer normalen Hauszwiebel am Küchenherd beschäftigt, weiß, wie unterschiedlich geschmorte, gebratene, gekochte oder getrocknete Zwiebeln der gleichen Herkunft schmecken. Den Wissenschaftler fasziniert die Chemie dieser alten Heil- und Naturpflanze, die – je nach Aufbereitung – unterschiedlichste Wirkungen hervorrufen kann.

---

* Die Vertreter obsoleter Verfahren, die den Begriff der »Naturheilverfahren« als wohlfeile Tarnung benutzen, müssen von dieser Feststellung ausgenommen werden.

Wissenswertes über die Geschichte der Hauszwiebel (Allium cepa)

Die Kulturgeschichte der Zwiebel (Allium cepa) ist sehr lang: Sie ist als Kulturpflanze mindestens seit 9000 v. Chr. in Gebrauch, v. a. im Zweistromland zwischen Euphrat und Tigris (Mesopotamien). In Kochrezepten der frühbabylonischen Epoche in Süd-Mesopotamien (1700–1600 v. Chr.) spielte die Zwiebel (Insikillu) eine große Rolle. Im Alten Reich Ägyptens finden sich bereits aus der Zeit zwischen 3000 und 2100 v. Chr. Zwiebeln in Opfer- und Ernteszenen; nicht nur als Volksnahrungsmittel, sondern auch als Lohn für Pyramidenarbeiter. Der Papyrus *Ebers* erwähnt die Zwiebel als Heilmittel gegen eine Reihe von Infektionskrankheiten und entzündlichen Prozessen, darunter Wurm- und Durchfallerkrankungen. Sie war im klassischen Griechenland geschätzt, Homer erwähnt sie in der *Ilias* im 8. Jahrhundert v. Chr. als Mittel zur »Stärkung nach schrecklichem Kampf«. Auch im klassischen Judentum genoss sie hohes Ansehen, wie aus der Klage der Israeliten bei Moses nach dem Auszug aus Ägypten (Numeri, 5 f.) hervorgeht: »Wir gedenken der Fische, die wir in Ägypten umsonst aßen, der Gurken, der Melonen, des Lauchs, der Zwiebeln und des Knoblauchs. Doch jetzt vertrocknet uns die Kehle, es ist nichts da, nichts bekommen wir zu essen außer Manna.« Im alten Rom war die Zwiebel zunächst allgemein beliebt, später war sie verpönt: Plebs und Legionäre blieben »Zwiebelesser«. Marcus Terentius Varro (116–27 v. Chr.): »Unsere Väter und Urgroßväter waren recht brave Leute, obwohl ihre Worte einen recht derben Knoblauch- und Zwiebelgeruch hatten.« Europa unterscheidet seitdem Liebhaber und Verächter der Knolle: Schon der Gesandte Ottos des Großen am byzantinischen Hof ekelte sich vor dem Kaiser von Byzanz, da dieser intensiv nach Zwiebeln und Knoblauch roch und beide Pflanzen zur Zubereitung der Speisen dort ausgiebig Verwendung fanden. Das vorkolumbianische Amerika kennt die Zwiebel auch, die Millionenstadt Chicago ist nach dem indianischen Wort Che ka kwa, kleine Zwiebel, benannt.

Als im Frühjahr 1980 meine Kinder auf dem Lande mehrfach von Bienen und Wespen gestochen wurden, riet mir eine Bäuerin, Zwiebeln aufzulegen. Es half. Für mich lag die Vermutung nahe, dass diese Behandlung auch bei der verzögerten Phase der allergischen Sofortreaktion helfen könnte. Mir war klar, dass in diesen Reaktionen der Schlüssel für den chronischen Verlauf allergischer Erkrankungen liegen müsse. Die Spätreaktionen nach einer allergischen Sofortreaktion der menschlichen Haut ähneln im äußeren Aussehen den Entzündungsreaktionen nach Bienen- oder Wespenstichen. Als junger Wissenschaftler schritt ich zunächst zum Selbstversuch mit Wespengift und Zwiebelsaft auf allergische Reaktionen meiner beiden Unterarme. Ich sah eindeutige Wirkungen und führte – gemeinsam mit vielen anderen Wissenschaftlern und mit der Unterstützung der Deutschen Forschungsgemeinschaft – eine Fülle von pharmakologischen Untersuchungen durch. Wir träumten davon, ein neues/altes Asthmamittel gefunden zu haben. Die Ergebnisse wurden publiziert und international wahrgenommen. In einer Pressekonferenz haben wir unsere Erkenntnisse präsentiert, aber auch offen auf die Frage geantwortet, welche Nebenwirkungen denn zu beachten wären. Wir erzählten den versammelten Journalisten, dass die Menge an roten Zwiebeln, die man zu sich nehmen müsse, einen relativ unangenehmen Zwiebelgeruch verbreiten würde. Das Echo in der amerikanischen Presse brachte es auf den Punkt: »Onion therapy makes you healthy, but lonely« (›Zwiebeln sind gesund, machen aber einsam‹).

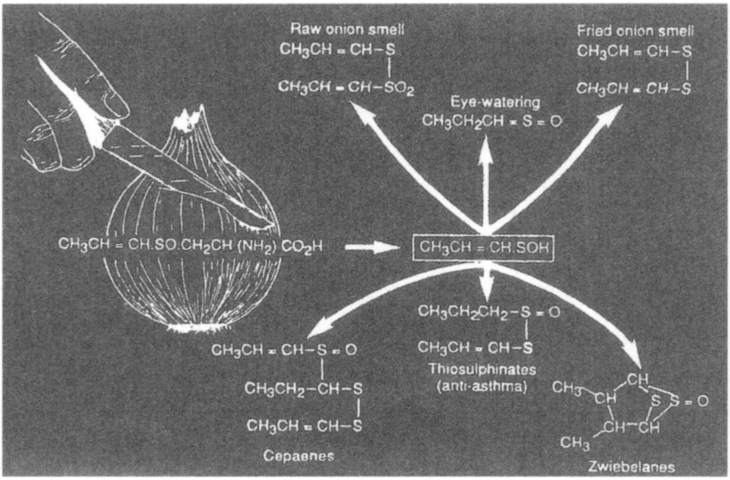

Ein Blick in die Chemie der Zwiebel: Sobald die Knolle verletzt wird, spaltet ein Enzym, die Allinase, aus schwefelhaltigen Aminosäuren Bruchstücke ab, die zu verschiedenen Molekülen kondensieren. Hierunter befinden sich u. a. die von uns entdeckten Thiosulfinate und Cepaene, die in verschiedensten Testsystemen starke antientzündliche und antiasthmatische Eigenschaften besitzen.

Heute wissen wir, dass die Zwiebel, sobald sie verletzt wird, über enzymatische Zwischenschritte schwefelhaltige Verbindungen (Thiosulfinate, Cepaene u. a.) entstehen lässt, die ebenso wie ihre synthetischen Entsprechungen eine Vielzahl pharmakologischer Eigenschaften besitzen. Was wir allerdings auch feststellen mussten, war die Tatsache, dass trotz intensiver Maßnahmen die Wirkstoffe nicht nebenwirkungsfrei, nicht geruchsfrei und – vor allem – nicht jahrelang stabil zu erhalten sind, wie man es für ein klassisches Arzneimittel fordert. Trotzdem sind alle Beteiligten stolz darauf, Wirkstoffe und Wirkart eines traditionellen Arzneimittels aufgeklärt zu haben.

Für die Selbstmedikation vor allem in armen Ländern ist die Zwiebel sicher geeignet, wobei bei der Herstellung von volkskundlichen Arzneimitteln die Besonderheiten der komplexen Zwiebelchemie beachtet werden müssen. Der erste Schritt ist immer enzymabhängig, das bedeutet, dass die Knolle noch stoffwechselaktiv sein muss, um die verschiedenen Wirkstoffe entstehen zu lassen. Man darf sie also nicht erhitzen, wenn sie wirken soll. Danach kann man sie nur noch essen.

II.

Was wirkt und hilft – Natürliche Heilverfahren für Kinder

Naturheilpraxis von Sebastian Kneipp bis heute

Sebastian Kneipp (1821–1897), als katholischer Pfarrer viele Jahre im bayerischen Wörishofen tätig, war eine wahre Kraftnatur. Als junger Mann litt er unter der damals unheilbaren Tuberkulose. Zu der Zeit studierte er in Dillingen und stürzte sich mehrmals pro Woche ins kalte Wasser der Donau, um seine Widerstandskräfte zu stärken. Die ungewöhnliche Kur zeigte Erfolg. Und obwohl Kneipp immer wieder als »Kurpfuscher« verunglimpft wurde und sich heftiger Anfeindungen erwehren musste, entwickelte er aus seiner Erfahrung heraus ein Gesundheitskonzept, dessen Wirkung heute längst nicht mehr infrage gestellt wird. Im Gegenteil, 150 Jahre später überzeugt es mehr denn je.

Kneipps Konzept beruht auf fünf Säulen:

- Wasserbehandlung
- Ordnungstherapie
- Gesunde und maßvolle Ernährung
- Bewegungstherapie
- Pflanzenheilkunde

In den vergangenen anderthalb Jahrhunderten wurden diese fünf Elemente nicht einfach von einer Generation an die nächste weitergegeben, sondern tiefgreifend erforscht. Dies gilt vor allem für die Pflanzenheilkunde, die stetig weiterentwickelt wurde. So bildet die Kneipp'sche Gesundheitslehre heute das Rückgrat jeder naturheilkundlich orientierten Kinderarztpraxis. Dazu kommen neue Verfahren wie etwa die Akupunktur, die im 19. Jahrhundert in Europa noch gänzlich unbekannt war.

Die Behandlungsmethoden, die ich im folgenden Kapitel beschreibe, gehen also im Kern auf die Ideen von Pfarrer Kneipp zurück, ergänzt durch all das Wissen, das wir inzwischen hinzugewonnen haben. Daneben möchte ich weitere Heilmethoden vorstellen, die in meiner und in der Praxis vieler anderer Kinderärzte seit Jahrzehnten erfolgreich angewandt werden. Mit ihrer Hilfe begleiten wir gesunde Kinder, leisten umfassende Versorgung in Lebens- und Entwicklungskrisen und können eine Fülle von Krankheitsbildern behandeln. Die Wirksamkeit all dieser Verfahren ist wissenschaftlich belegt. Gemeinsam ist ihnen ein geringer apparativer, aber vergleichsweise hoher persönlicher – und personeller – Aufwand. Sie ergänzen sich wechselseitig, und wie wir sehen werden, ergänzen sie auch sinnvoll die Methoden der klassischen Medizin. Für jedes Kind, für jede Situation werden sie individuell eingesetzt. Ihr Ziel ist es, die Autonomie der kranken Kinder zu stärken und eine Entwicklung neuer Abhängigkeiten zu verhindern.

Die Liste der hier aufgeführten natürlichen Heilverfahren erhebt keinen Anspruch auf Vollständigkeit. Es handelt sich um meine persönlichen Favoriten aus dreiundvierzig Jahren Erfahrung in Forschung und Praxis.* Ihre Auswahl und Gewichtung ist

---

* Die Auswahl der Verfahren ist zugeschnitten auf Kinder und Jugendliche, wie sie in unserer Kinderarztpraxis mit den Schwerpunkten Lungenheilkunde, Allergologie, Naturheilverfahren und Psychosomatik ambulant versorgt werden. Auch von Kollegen aus dem Arbeitskreis »Komplementärmethoden und sogenannte Alternativmethoden« der Deutschen Gesellschaft für Allergologie und klinische Immunologie werden diese Verfahren empfohlen und angewandt.

nicht für die Ewigkeit in Stein gemeißelt, sondern einem steten Wandel unterworfen. Wir alle, Wissenschaftler und klinisch tätige Ärzte, suchen stets nach besseren Methoden, auch im naturheilkundlichen Bereich. Dieses Buch versammelt das Beste von dem, was wir heute wissen.

Hinzu kommt ein weiterer wichtiger Bereich, der zu Kneipps Zeiten noch keine große Rolle spielte: der Bereich der Vorsorge, Früherkennung und Prävention, beispielsweise durch Impfungen. Er soll am Anfang dieses Kapitels zusammengefasst dargestellt werden, bevor wir uns den verschiedenen Heilmethoden und ihren Einsatzgebieten widmen. Nicht zuletzt deshalb, weil im Bereich der Vorsorge und Prävention oft die ersten Kontakte zwischen Kinderarzt und Kind bzw. Familie entstehen – und weil Eltern hier viele drängende Fragen haben.

Vorsorgen und vorbeugen

Vorsorgeuntersuchungen sind enorm wichtig, damit körperliche und seelische Fehlentwicklungen früh erkannt und behoben werden können. Viele schwerwiegende Erkrankungen beginnen schleichend. Das Mädchen, das immer etwas unzufrieden und grantig wirkt, beim Essen nie Freude empfindet und immer wieder über Bauchweh klagt, *könnte* womöglich an Zöliakie erkrankt sein. Der Kinderarzt stellt die Verdachtsdiagnose unter Umständen erst anhand der mangelnden Gewichtszunahme und veranlasst dann weitere Untersuchungen. Hörstörungen nehmen manche Eltern nicht wahr, weil ihre Kinder sie auch ohne Worte bestens verstehen. Aber solche Störungen können den Spracherwerb behindern – mit gravierenden sozialen und schulischen Folgen. Auch Sehtests müssen früh durchgeführt werden. Und Entwicklungsstörungen des Bewegungsapparats lassen sich viel leichter beheben, wenn man früh mit der Behandlung beginnt.

Es gäbe noch viel aufzuzählen, ich hoffe aber, dass wir Kinderärzte auch diejenigen Eltern überzeugen können, die Vorsorge nicht so ernst nehmen. Blättern Sie doch einmal in den Vorsorgeheften, die Sie zu Hause haben, um zu sehen, worauf Ihr Kinderarzt bei der Vorsorgeuntersuchung achtet! Und kommen Sie auch dann noch mit Ihren Kindern zu den Vorsorgeuntersuchungen, wenn die Sprösslinge schon älter sind. Die sogenannten »Us« werden bis ins Jugendalter angeboten: Die ersten neun (VSU 1 bis VSU 9) finden zwischen dem Tag nach der Geburt und dem 66. Lebensmonat statt, die VSU 10 mit sieben bis acht Jahren, die VSU 11 mit neun bis zehn Jahren, die J1 im Alter von zwölf bis vierzehn und die J2 im Alter von sechzehn bis siebzehn Jahren.

Im Übrigen handelt es sich bei den Vorsorgeuntersuchungen nicht um eine Prüfung, auf die Sie Ihr Kind vorbereiten müssen, damit es möglichst gut abschneidet. Es findet keine Bewertung Ihres Kindes statt, auch keine Suche nach Mängeln (schließlich sind wir nicht beim Technischen Überwachungsverein). Es ist wie ein Besuch bei Bekannten, die mit Ihrem Kind spielen, mit ihm reden, sich mit ihm unterhalten und anschließend mit Ihnen zusammen überlegen, ob und wo Ihr Kind vielleicht noch zusätzliche Förderung braucht. Sie können mit diesen Bekannten auch über Sorgen sprechen, die durch Erlebnisse in der Schule, im Kindergarten oder in der Familie hervorgerufen wurden. Sie können sie fragen, welche Spiele, welche Regeln und welche Art der Förderung sie für sinnvoll halten und vieles andere mehr. Sie werden sehen: Vorsorge kann ein stressfreier Teil des Alltags mit Kindern sein.

Abschließend noch ein Hinweis: Lassen Sie sich bitte nicht verrückt machen, wenn Ihr Kind im Vergleich zum Nachbarskind mit der einen oder anderen Fertigkeit etwas zurückliegt. Keine

Sorge: Der Bereich des Normalen ist groß, jedes Kind geht seinen eigenen Weg. Außerdem wird nie so viel gelogen wie nach einem wichtigen Examen, der Hochzeitsnacht und – am Sandkasten. Sollte es Abweichungen geben, die Sie beunruhigen, dann sprechen Sie mit Ihrem Kinderarzt darüber. Und seien Sie bescheiden und zurückhaltend anderen Eltern gegenüber, falls sich Ihr Kind in allen Fähigkeiten als kleines Genie erweisen sollte.

Impfungen: Die Selbstheilungskräfte des Körpers stärken

Kinderärzte verbringen keinen geringen Teil ihrer täglichen Arbeitszeit mit intensiven Gesprächen, in denen sie versuchen, besorgte Eltern vom Sinn des Impfens zu überzeugen. Viele Eltern kommen mit großen Bedenken und Ängsten in die Kinderarztpraxis. Sie wollen das Immunsystem des Kindes nicht überlasten und möchten ihr Kind möglichst natürlich aufwachsen lassen. Dabei berufen sie sich auf Impfgegner – die es ja auch unter Ärzten gibt – und deren diverse Argumente. Vor allem aber sind diese Eltern verunsichert und wollen mit ihren Sorgen ernst genommen werden. Sie sind dankbar für eine objektive Aufklärung durch eine vertrauenswürdige Person. Und genau diese Person kann – nein: muss – der Kinderarzt sein. Ich will die wichtigsten Argumente, wie wir sie auch in unserer Praxis anführen, im Folgenden zusammenfassen.

Welche Impfungen müssen sein?

Impfungen gehören zu den wichtigsten vorbeugenden Maßnahmen, die uns zur Verfügung stehen. Moderne Impfstoffe sind gut verträglich, schwere Nebenwirkungen selten. Eine Impfung soll das Kind vor einer ansteckenden Krankheit schützen. Mithilfe von Impfungen kann es sogar gelingen, Krankheiten auszurotten, wie es zum Beispiel bei den Pocken der Fall ist. Auch die Ausrottung von Masern und Kinderlähmung ist ein erklärtes Ziel der Weltgesundheitsorganisation WHO.

Bei Säuglingen und Kleinkindern sollte möglichst früh ein sinnvoller Impfschutz erreicht werden. Ihr Kinderarzt wird mit Ihnen über mögliche, aber selten auftretende Komplikationen sprechen, ebenso darüber, ob es Gründe gibt, die gegen eine Impfung Ihres Kindes sprechen. Manchmal ist es nötig, Impftermine zu verschieben, z. B. wenn Ihr Kind gerade eine schwere Infektionskrankheit durchmacht. Deshalb sollten Sie den Impfarzt, also Ihren Kinderarzt, vor der Impfung über akute oder chronische Erkrankungen Ihres Kindes in Kenntnis setzen. Informieren Sie ihn auch, wenn es nach einer früheren Impfung zu auffälligen Impfreaktionen gekommen ist. Diese sind jedoch im Allgemeinen kein Grund, Impfungen ausfallen zu lassen, ebenso wenig wie leichtere Erkrankungen des Kindes.

Empfohlene Impfungen

- Ab der sechsten Lebenswoche: Rotaviren (Lebendimpfung)
- Ab dem zweiten Lebensmonat: Diphtherie, Tetanus, Keuchhusten, Hib (Haemophilus influenzae Typ B), Kinderlähmung, Hepatitis B und Pneumokokken (sogenannte Totimpfstoffe)
- Ab dem elften Lebensmonat: Masern, Mumps, Röteln und Windpocken (sogenannte Lebendimpfstoffe)
- Ab dem zwölften Lebensmonat: Meningokokken der Gruppe C, ab dem zweiten Lebensmonat kann gegen Meningokokken der Gruppe B geimpft werden (zur Diskussion über beide Impfstoffe siehe weiter unten).*

* Der Impfkalender des Robert-Koch-Instituts wird regelmäßig aktualisiert und veröffentlicht. Sie finden ihn im Internet unter www.rki.de/DE/Content/Kommissionen/STIKO/Empfehlungen/Aktuelles/Impfkalender.pdf

In manchen Ländern, z. B. in Bayern und Baden-Württemberg, ist es nötig, ältere Kinder zusätzlich gegen FSME (die durch Zecken übertragene Frühsommer-Meningo-Enzephalitis, die in diesen Bundesländern besonders häufig auftritt) zu impfen. Bei gesunden Kindern gibt es keinen Grund, von Impfungen abzusehen. Das gilt für Einzelimpfstoffe ebenso wie für Kombinationen. Bei immungeschwächten Kindern kann es nötig sein, den Impfplan zu ändern. Nicht allzu selten, d. h. bei jedem sechsten Impfling, treten am ersten Tag nach den Impfungen mit den sogenannten Totimpfstoffen leichte Nebenwirkungen auf. Gelegentlich (ca. ein Kind von tausend) kann es vorkommen, dass das Kind am ersten Tag nach einer Impfung kurzfristig hohes Fieber bekommt. Normalerweise ist dies als positives Zeichen zu verstehen: Das Immunsystem setzt sich mit dem Impfstoff auseinander.

Ihr Kinderarzt wird Sie ausführlich über das Impfen informieren, so konkret und auf Ihre individuelle Situation zugeschnitten, wie es in diesem Buch gar nicht möglich ist. Ich möchte an dieser Stelle aber deutlich auf die Gefahren hinweisen, die durch Impflücken verursacht werden – und zwar nicht nur für das betreffende Kind, sondern für sein gesamtes Umfeld. Angesichts der Tatsache, dass die Risiken des Impfens oft dramatisch aufgebauscht oder gar frei erfunden werden (wie die längst widerlegte Behauptung, die Kombi-Impfung gegen Masern, Mumps und Röteln könne Autismus auslösen), ist mir das ein Anliegen.

Haemophilus influenzae B

Das Bakterium kann schwere Erkrankungen verursachen, wie beispielsweise Hirnhaut-, Mittelohr- und Kehldeckelentzündungen. Vor Einführung der Hib-Impfung im Jahr 1990 traten etwa 2000 schwere Hib-Erkrankungen pro Jahr auf. Die Impfung schützt vor mehr als 95 Prozent aller von Hib verursachten Krankheitsverläufe, sodass bereits im Jahr 1999 nur noch weniger als 25 Krankheitsfälle auftraten. Die Impfung kann uneingeschränkt bis zum vollendeten fünften Lebensjahr zusammen mit anderen Impfstoffen verabreicht werden.

Hepatitis B

Das Hepatitis-B-Virus wird in der Regel über Blut, Blutprodukte und Intimkontakt übertragen und führt zu einer akut oder chronisch verlaufenden Leberentzündung. In Deutschland gibt es pro Jahr etwa fünfzigtausend Neuerkrankungen. Die Infektion kann sehr unterschiedlich verlaufen und wird daher oft erst spät erkannt. Nur bei einem Drittel der Infizierten führt sie zu einer Gelbfärbung der Haut.

Das Virus ist wesentlich aggressiver als z. B. das HI-Virus (Humanes Immundefizienz-Virus, englisch *human immunodeficiency virus*, der AIDS-Erreger). Hepatitis B ist eine der häufigsten Infektionskrankheiten überhaupt, weltweit sind etwa 5 bis 7 Prozent der Menschen chronisch infiziert. Im Verlauf einer chronischen Infektion kann sich eine Leberzirrhose oder ein Leberzellkarzinom entwickeln, welches dann häufig tödlich ist.

Im Kindesalter spielt der Übertragungsweg von der Mutter auf das Kind eine wichtige Rolle. Im Gegensatz zu Infektionen im Erwachsenenalter kommt es bei fast allen infizierten Säuglingen zu einem chronischen Verlauf. Da es für einen Großteil der Patienten auch heute noch keine wirkungsvolle Therapie gibt, ist es besonders wichtig, eine Infektion zu verhindern. Sie ist nur durch die seit 1982 existierende Impfung effektiv möglich. Seit 1995 wird sie von der STIKO für alle Säuglinge ab dem zweiten Lebensmonat empfohlen und in der Regel gut vertragen.

Keuchhusten

Der Keuchhusten dauert unbehandelt hundert Tage (»Hunderttagehusten«) an: Ungefähr dreißig Tage lang nehmen die Beschwerden langsam zu, halten dreißig Tage lang an und klingen dann allmählich wieder ab. Der sogenannte Erinnerungshusten tritt häufig noch Wochen später auf.

In den ersten Wochen der Erkrankung kann man die Vermehrung des auslösenden Bakteriums durch Antibiotika verhindern, die Hustenanfälle werden aber oft kaum mehr beeinflusst. Übertragen wird der Erreger als sogenannte Tröpfcheninfektion (wenn man von einem Erkrankten angehustet wird). Säuglinge verfügen über keinen Nestschutz, sodass die Infektion für sie eine besondere Gefahr darstellt: Sie können daran sterben. Die derzeit benutzten, gut verträglichen Impfstoffe besitzen – wie sich zunehmend herausstellt – nur eine Wirkdauer von etwa zehn bis fünfzehn Jahren, sodass sich die Erkrankung ins Erwachsenenalter verschiebt und neue Impfstrategien nötig werden.

Masern

Das Masernvirus wird durch Sprechen, Husten oder Niesen übertragen. Sobald man sich mit dem Virus infiziert hat, kann der Verlauf der Erkrankung fast nicht mehr beeinflusst werden (man kann höchstens versuchen, noch in der Inkubationszeit nachzuimpfen, oder – nicht ohne Risiko – Immunglobuline verabreichen). Typische Kennzeichen sind Fieber, Bindehautentzündung, Schnupfen und Husten sowie grobfleckiger dunkelroter Ausschlag am ganzen Körper. Komplikationen der Erkrankung von Nichtgeimpften (in Deutschland bei etwa jedem zehnten Infizierten) können sein: Mittelohrentzündung, Lungenentzündung. Die Entzündung des Gehirns und seiner Häute (Meningoenzephalitis) ist seltener (bei 0,1 Prozent der Erkrankungen), verläuft jedoch in 15 bis 20 Prozent der Fälle tödlich. In weiteren 20 bis

40 Prozent bleiben dauerhafte Schädigungen des Gehirns zurück. Weltweit starben Millionen Menschen an Masern, im Jahre 2010 nach Kenntnis der Weltgesundheitsorganisation noch 139 300 (71 200 bis 447 800, die große Schwankungsbreite der Daten ist Ausdruck der schwierigen Datenerhebung v. a. in Indien und Afrika). In Europa zählte man 2012 noch mehr als 30 000 Neuerkrankungen. Eine gefürchtete Spätkomplikation ist eine immer weiter schreitende, nicht aufhaltbare generalisierte Entzündung des Gehirns (subakute sklerosierende Panenzephalitis, SSPE), die in mehr als 95 Prozent der Fälle nach Jahren tödlich oder mit schwersten Hirnschäden endet. Die Häufigkeit der SSPE wird mit eins zu tausend bis eins zu fünftausend Infizierten angegeben. Diese am meisten gefürchtete Komplikation einer Maserninfektion ist aber möglicherweise häufiger als bisher angenommen. Nach einer Studie aus dem Jahr 2013 kommt es bei einem von dreitausenddreihundert Kindern im Alter unter fünf Jahren nach der Maserninfektion zu einer SSPE. Das Risiko steigt, je jünger das Kind ist. Besonders gefährdet sind Kinder im ersten Lebensjahr, die noch zu jung für eine MMR-Impfung (Masern, Mumps, Röteln) sind.

Da der Impfstoff die Infektion »nachahmt«, kann etwa eine Woche nach der Impfung ein Unwohlsein, zum Beispiel mit Fieber und Kopfschmerzen, auftreten. Dies ist bei ungefähr einer von zehn geimpften Personen der Fall. Bei etwa fünf von hundert Geimpften tritt rund eine Woche nach der Impfung ein leichter Hautausschlag mit Fieber auf: die »Impfmasern«. Sie sind nicht ansteckend. Schwerwiegende Nebenwirkungen der Impfung sind äußerst selten. Weltweit trat in wenigen Einzelfällen eine Gehirnentzündung nach einer Masernimpfung auf, wobei ein Zusammenhang nicht zweifelsfrei bewiesen werden konnte.

Trotzdem ist Deutschland in Europa Schlusslicht bei den Masern-Impfungen. Nach den neuesten Zahlen des Robert-Koch-

Instituts waren bundesweit 150 000 Kinder des Jahrgangs 2013 nicht vollständig und weitere 28 000 Kinder gar nicht gegen Masern geimpft. Im Jahr 2016 wurden 325 Fälle von Masernerkrankungen registriert, 2017 dürften es erheblich mehr sein. Vor diesem Hintergrund sind das Verbreiten von Impfangst oder leichtfertige Behauptungen, man könne Masern homöopathisch oder anthroposophisch effektiv behandeln oder gar heilen, nicht zu rechtfertigen.

Als Arzt, der sich mit den Gefahren einer Maserninfektion nahezu täglich konfrontiert sieht, möchte ich zum Schluss noch ein Beispiel anfügen, das genau so stattgefunden hat: Eine Mutter bringt ihre beiden noch nicht geimpften Kinder zu einem Kinderarzt, in dessen Wartezimmer ein masernkrankes Kind sitzt. Die gesunden Kinder stecken sich an und entwickeln als Spätfolge eine SSPE. Nach und nach verlieren sie die Fähigkeit zu laufen, zu sprechen, zu hören und zu lachen. Sie versterben nach Jahren schweren Leidens. Der Kinderarzt war kein Impfgegner, vielmehr war die Mutter des masernkranken Kindes von einem fanatischen Impfgegner indoktriniert worden. Entspricht das Nichthandeln aber in diesem Zusammenhang nicht dem Tatbestand der fahrlässigen Körperverletzung mit Todesfolge? Gott sei Dank sind wir Kinderärzte keine Richter.

Meningokokken

Invasive Meningokokken-Erkrankungen (IME) sind selten und insgesamt rückläufig. Zwischen 2010 und 2013 wurden in Deutschland laut Robert-Koch-Institut durchschnittlich 364 IME-Fälle pro Jahr beobachtet. Die Erkrankung ist hochgefährlich und kann innerhalb von Stunden zum Tod führen. Das höchste Risiko tragen Säuglinge und Kleinkinder: Zwei Drittel entwickeln eine gefährliche Hirnhautentzündung. Bei einem weiteren Drittel entsteht eine schwere Blutvergiftung. In etwa zehn Prozent der Fälle endet die Infektion tödlich, in weiteren zehn Prozent kommt es zu schweren geistigen und körperlichen Behinderungen.

Seit 2006 wird eine Meningokokkenimpfung empfohlen. Diese Immunisierung betrifft aber lediglich den Serotyp C, der für nur 20 bis 25 Prozent der Fälle verantwortlich ist. Der größere Teil (65 bis 70 Prozent) der Infektionen entfällt auf Erreger vom Serotyp B, für die es bis 2013 keinen Impfstoff gab. Ob dieser B-Impfstoff nur den einzelnen Impfling vor der Erkrankung schützt oder – wie gefordert – einen sogenannten Herdenschutz hervorruft, ist noch unklar. Die Diskussion über eine generelle Empfehlung auch des Meningokokken-B-Impfstoffs hält noch an. Sprechen Sie mit Ihrem Kinderarzt. Wir bieten die Impfung in unserer Praxis an.

Mumps

Das Mumpsvirus wird über die Atemwege übertragen. Typisch ist der Befall der Speicheldrüsen. Auch die Bauchspeicheldrüse, das zentrale Nervensystem oder die Keimdrüsen können befallen werden. Es kann zu sehr schmerzhaften Hodenentzündungen kommen. Nach der Pubertät betrifft dies jeden fünften Infizierten, sehr oft bleiben die erkrankten Männer kinderlos. Bleibende Hörschäden bis hin zur Taubheit sind im Falle einer Gehirnentzündung häufig. Herzmuskel- und Schilddrüsenentzündungen kommen ebenfalls vor. Der früher für ungefährlich gehaltene Mumps ist also alles andere als eine harmlose »Kinderkrankheit«.

Pneumokokken

Seit 2006 werden Impfungen gegen Pneumokokken von der Impfkommission allgemein empfohlen. Die Impfstoffe waren anfangs nur gegenüber einem Bruchteil der Erreger wirksam, wurden (und werden) aber kontinuierlich verbessert. Die Bakterien werden durch Tröpfcheninfektion übertragen, sie besiedelten vor der Einführung der Impfungen die Schleimhäute bei der Hälfte aller Kinder, aber nur bei 2,5 Prozent der Erwachsenen. Nach wie vor sind sie die häufigste Ursache der gewöhnlichen Lungenentzündung bei Erwachsenen.

Pneumokokken waren die häufigsten Erreger schwer verlaufender Infektionen durch Bakterien bei Kindern. Sie verursachen Hirnhaut-, Lungen- oder Mittelohrentzündungen. Säuglinge und Kleinkinder unter zwei Jahren sind besonders gefährdet, weil das Immunsystem noch nicht in der Lage ist, eine Pneumokokken-Infektion abzuwehren und zu begrenzen. Gefürchtet sind sogenannte invasive Pneumokokken-Erkrankungen, die innerhalb von Stunden ein schweres Krankheitsbild mit Hirnhautentzündung und Sepsis (Bakterienaussaat im Blut, im Volksmund auch »Blutvergiftung« genannt) hervorrufen.* Am häufigsten sind Hörstörungen bis zur Taubheit, gefolgt von Lähmungen, Anfallsleiden und Entwicklungsverzögerungen. Wir hoffen, dass konsequentes Impfen, auch mit verbesserten Impfstoffen, hier Abhilfe schaffen kann.

---

* Vor den Impfungen traf es unter 100 000 Säuglingen im Alter bis zu 5 Monaten 17,3 Babys, unter den älteren Säuglingen 29,4 Kinder. Bei den Einjährigen sank diese Infektionsrate auf 16,3, danach auf 5,4, um erst bei den Sechzigjährigen wieder stark anzusteigen. Invasive Pneumokokken-Erkrankungen endeten in 9,8 % der Fälle im Rahmen einer Hirnhautentzündung tödlich, in 1,2 % durch andere Ursachen (»Erhebungseinheit für seltene pädiatrische Erkrankungen in Deutschland«, ESPED, im Zeitraum von 1997 bis 1998). Bei 15 % der Erkrankungen wurde über Folgeschäden berichtet, darunter Hörstörungen (8 %) und Hirnschäden (6 %), wie z. B. Hydrozephalus, Hirnatrophie, Hygrom, Empyem, Anfallsleiden, Hemiparese und Entwicklungsverzögerung.

Poliomyelitis (Kinderlähmung)

Polio-Viren sind weltweit verbreitet. Vor Einführung der sogenannten »Schluckimpfung« (ab 1961) war die Erkrankung auch in Mitteleuropa so häufig, dass der Kontakt mit dem Erreger meist schon im Kindesalter erfolgte; daher der Name Kinderlähmung. Erklärtes Ziel der WHO war, Polio bis zum Jahr 2000 weltweit auszurotten. Zwar konnte dieses Ziel nicht erreicht werden, doch sind beachtliche Erfolge zu verzeichnen: Der gesamte amerikanische Kontinent ist poliofrei, und seit 1999 sind auch in Europa keine neuen Polio-Erkrankungen aufgetreten. Erkrankungen durch Polio-Wildviren betreffen gegenwärtig noch Länder in Afrika und Asien. Um Polio weltweit vollständig auszurotten, wird die Impfung weiterhin empfohlen.

Röteln

Das Rötelnvirus wird über die Atemwege übertragen. Folgen der Erkrankung sind sehr selten, aber mit zunehmendem Alter der Patienten wahrscheinlicher: Arthritis, Thrombozytopenie mit vermehrter Blutungsneigung sowie Enzephalitis; gelegentlich auch Bronchitis, Mittelohrentzündung oder Herzbeutelentzündung. Eine Infektion bei Schwangeren ist sehr gefährlich, da sie den Embryo schädigen kann. Es kann zu schweren Fehlbildungen kommen, die das Herz, die Augen und das zentrale Nervensystem betreffen. In Deutschland werden pro Jahr etwa hundert Babys geboren, die durch eine Rötelninfektion ihrer Mutter geschädigt wurden. Das ist ein Skandal; eine harmlose Impfung hätte diese Kinder schützen können. In Deutschland ist aber jede zehnte Frau im gebärfähigen Alter nicht gegen Röteln geimpft.

Rotaviren

Infektionen mit Rotaviren sind die häufigste Ursache von Magen-Darm-Infektionen bei Kindern unter fünf Jahren weltweit. Sie sind in Deutschland meldepflichtig. Jährlich werden mindestens 20 000 Kinder unter fünf Jahren in Deutschland aufgrund einer Rotaviren-Infektion stationär behandelt, davon ca. fünfzig intensivmedizinisch. Todesfälle sind in Deutschland äußerst selten. Eine sehr seltene Komplikation der Impfung ist bei älteren Säuglingen eine Darmverschlingung (Volvulus), weshalb die Impfungen früh durchgeführt werden sollten.

Tetanus

Tetanusbakterien werden über kleinste Wunden aus Staub, Erde oder Kot von der menschlichen Haut aufgenommen. Bei Erwachsenen kann dies durch oberflächliche Verletzungen geschehen, beispielsweise bei der Gartenarbeit. Kinder, zumal kleine Kinder, die sich viel auf dem Boden aufhalten, im Sand spielen, hinfallen und sich das Knie aufschlagen und so weiter, sind ebenfalls gefährdet. Die zunächst harmlose Verletzung kann gravierende Folgen haben, denn der sogenannte Wundstarrkrampf führt zu schwersten Schäden im zentralen Nervensystem. Bis zu 50 Prozent der Infizierten versterben. In Deutschland kommt die Erkrankung heute kaum mehr vor – ein Beispiel für die Wirksamkeit flächendeckender Schutzimpfungen.

Windpocken

Windpocken verlaufen – so meint man – meist vergleichsweise komplikationslos. Harmlos sind sie aber nicht: In einem von viertausend Windpocken-Fällen kommt es zu einer (in der Regel folgenlos abheilenden) Entzündung des Kleinhirns mit Gleichgewichtsstörungen. Eine Entzündung des Großhirns tritt bei ein bis zwei von zehntausend erkrankten Kindern auf; sie hat eine schlechte Heilungsaussicht. Schwere, teilweise lebensbedrohliche Verläufe können bei Kindern mit Abwehrschwäche auftreten (z. B. unter Chemotherapie). Auch Patienten mit schwerer Neurodermitis sind durch bakterielle Superinfektionen besonders gefährdet. Gefährlich sind Windpocken-Infektionen aber vor allem während der Schwangerschaft: Eine Erkrankung der Mutter in den ersten fünf Monaten kann schwere Fehlbildungen des Kindes verursachen. Erkrankt die Mutter kurz vor oder nach der Entbindung, führt dies oft zu schweren Krankheitsverläufen beim Neugeborenen; viele Kinder sterben daran. Für Frühgeborene ist eine Erkrankung in den ersten sechs Lebenswochen ebenfalls sehr bedrohlich. Eine zwar sehr seltene, aber äußerst gefürchtete Komplikation einer Windpocken-Erkrankung ist der Schlaganfall.

Das Windpocken-Virus »überwintert« im menschlichen Körper und kann nach Jahrzehnten die Gürtelrose hervorrufen: eine durchaus unangenehme Spätkomplikation der Windpocken. Seit 2004 wird die Impfung empfohlen. Die Dauer des Impfschutzes ist noch unklar, Impfdurchbrüche sind nicht selten, bei Geimpften verläuft die Krankheit aber schwächer. Die Windpocken-Impfung hat sich weitgehend durchgesetzt, sodass sich das Erkrankungsalter nach hinten verschiebt.

Gefährden Impfungen das Immunsystem?

Beim Impfen mit Totimpfstoffen, wie sie bei der Impfung gegen Diphtherie, Tetanus, Keuchhusten, Hib, Kinderlähmung und Hepatitis B zum Einsatz kommen, werden dem Immunsystem Ihres Kindes Eiweißstoffe und Zucker angeboten, die ihm später das rasche Erkennen gefährlicher Erreger möglich machen. Die Eiweißstoffe selbst sind in der Regel harmlos. Die Impfstoffe sind in den letzten Jahren und Jahrzehnten intensiv weiterentwickelt worden – mit erfreulichen Resultaten: Ein heutiger Sechsfachimpfstoff enthält nur noch 25 verschiedene Eiweißstoffe, die selten zu unangenehmen Begleiterscheinungen führen. Zum Vergleich: Der alte Keuchhustenimpfstoff enthielt über dreitausend verschiedene Eiweißstoffe, und nicht alle waren harmlos. Außerdem überfällt eine einzige Wildinfektion, beispielsweise durch ein »Schnupfenvirus«, den Körper mit etwa hundert fremden Eiweißstoffen.

Ein Rechenbeispiel verdeutlicht den Zusammenhang: Unser Körper baut den Impfschutz mit weißen Blutkörperchen (Leukozyten) auf. Ein Säugling besitzt etwa 10 Millionen weiße Blutkörperchen pro Milliliter Blut. Die für den Impfschutz wichtigen Leukozyten sind Lymphozyten, die ca. 60 Prozent der weißen Blutkörperchen ausmachen. In einem Milliliter hat der Säugling also sechs Millionen davon. Für den Impfschutz sind nun aber wiederum nur spezielle Lymphozyten (die sogenannten B-Lymphozyten) nötig, die etwa 20 Prozent ausmachen. Ein Säugling hat also 1,2 Millionen davon in einem Milliliter Blut. Pro Eiweißstoff braucht man etwa tausend solche B-Lymphozyten. Da in einer Impfung höchstens hundert Eiweißstoffe von B-Lymphozyten erkannt werden müssen, ergibt sich, dass bereits ein Milliliter Blut genug Blutzellen enthält, um zwölf Impfungen zu verarbeiten. Da ein Säugling in der Regel mehr als 800 Milliliter Blut in seinem Körper hat, könnten seine B-Lymphozyten theoretisch mit etwa tausend Impfungen gleichzeitig fertig werden! Hinzu kommt noch, dass unser Körper diese B-Lymphozyten ständig erneuert, sie werden also nie aufgebraucht.

Impfen und Naturheilkunde

Aus naturheilkundlicher Sicht spricht nichts gegen das Impfen. Im Gegenteil, seriöse Naturheilverfahren und Impfungen ergänzen sich. Das erklärt sich schon aus der Wirkungsweise der Impfung: In einer gesundheitlich stabilen Phase wird der Organismus mit Erkennungsmerkmalen potenziell gefährlicher Erreger vertraut gemacht, damit er im Falle einer Infektion diese Erreger möglichst schnell erkennen und bekämpfen kann. Die Impfung aktiviert damit die natürlichen Heilkräfte des Körpers zur Bekämpfung von Krankheiten. Nichts anderes ist das erklärte Ziel der Naturheilkunde. Lassen Sie sich also nicht verunsichern – auch im Rahmen einer naturheilkundlichen Praxis sind Impfungen zur Vorbeugung schwerwiegender Krankheiten unabdingbar.

Wasserbehandlung

Die Wirkungsweise der Kneipp'schen Hydrotherapie ist nicht bis in alle Einzelheiten geklärt. Als gesichert kann aber gelten: Regelmäßiger Saunabesuch und regelmäßiges Wechselduschen reduziert bei jungen Erwachsenen die Häufigkeit und Schwere von Infektionen der oberen Atemwege um etwa 50 Prozent. Man kann davon ausgehen, dass bei Kleinkindern der Prozentsatz weitaus höher liegt. Für diese Wirkungsweise gibt es plausible Erklärungen: Wenn sich ein untrainierter Erwachsener mit nackten Füßen in kaltes Wasser stellt, nimmt die Durchblutung seiner Schleimhäute in den oberen Atemwegen rapide ab. Dieser Reflex dient der Wärmeregulation: Der Körper will den Wärmeverlust reduzieren, der angesichts der enormen Ausdehnung der Schleimhäute im Atemtrakt sehr groß ist. Aber man kann sich diesen Reflex abtrainieren: Regelmäßiges Wiederholen dieses Vorgangs, d. h. ein kurzes Abkühlen der Füße im kalten Fußbad, schwächt ihn zunehmend ab. Gut trainierte Kneippianer bekommen auch im Winter, wenn sie barfuß durch den Schnee laufen, keine kalten Füße, sondern haben nach der Übung heiße Füße.

Was hat das aber alles mit Infektionen der oberen Atemwege zu tun? Schlecht durchblutete Schleimhäute werden leichter durch Viren infiziert. Untersuchungen zeigen, dass sich in kalten

Schleimhäuten Viren sehr viel leichter vermehren können als in warmen, gut durchbluteten. Auf diese Weise erklärt sich wohl auch der volkstümliche Begriff »Erkältung«: Seit alters her ist bekannt (und inzwischen ist es durch Studien belegt), dass regelmäßig einige Tage nach einem Wetterumschwung von warmen auf kalte Temperaturen Infektionswellen beginnen, die vor allem die oberen Atemwege betreffen. Die Abkühlung allein führt zu keiner Erkältung, aber man steckt sich leichter an.

Darüber hinaus verdoppelt bis verdreifacht eine zweite einfache Anwendung aus dem Bereich der Wasserbehandlungen – ein ansteigend heißes Fußbad – die Durchblutung der oberen Schleimhäute. Es wird damit zu einer ebenso simplen wie wirksamen Maßnahme zum »Ausbremsen« eines grippalen Infekts in der Anfangsphase.

Eine konsequente Anwendung Kneipp'scher Techniken kann Häufigkeit und Schwere banaler Infektionskrankheiten deutlich reduzieren, sie sind eine wertvolle und kostengünstige Hilfe für die Betreuung infektgeplagter Kinder. Dies will ich – selbst überzeugter Kneippianer – gerade jenen Eltern ans Herz legen, denen schon bei dem Wort »Kneipp« ein kalter Schauer über den Rücken läuft.

Kneipp'sche Verfahren anzuwenden bedeutet aber nicht nur Wassertreten, sondern eine Erziehung zur aktiven Lebensgestaltung. Getreu dem pädagogischen Prinzip »Früh anfangen – leicht beginnen – behutsam steigern« haben wir deshalb einen Stufenplan entwickelt, mit dem bereits Säuglingen Freude an den Kneipp'schen Wasseranwendungen vermittelt werden kann. Mit einem gesunden einjährigen Kleinkind ist auch ein Saunabesuch (incl. Eintauchen ins Tauchbecken) möglich, wenn die Eltern behutsam vorgehen.

1. Kalter Waschlappen während eines gemeinsamen warmen Bades
2. Triefender kalter Waschlappen
3. Kaltwasserstamperl (für Nichtbayern: Schnapsglas)
4. Guss am Unterarm
5. Guss am ganzen Arm
6. Guss am Unterschenkel
7. Guss am ganzen Bein
8. Kaltwasserbecher
9. Guss am Rücken
10. Wasserschlacht in der Badewanne
11. Teilwaschung Arme
12. Teilwaschung Beine
13. Teilwaschung ganzer Körper
14. Toben mit kaltem Wasser in der warmen Badewanne
15. Ansteigend heißes Fußbad in der Badewanne – Wechselfußbad
16. Ansteigend heißes Fußbad im Freien
17. Tautreten – danach ansteigend heißes Fußbad
18. Kaltes Rieselwasser in der warmen Badewanne
19. Kalter Guss in der warmen Badewanne
20. Der erste Saunabesuch
21. Der zweite Saunabesuch
22. Perfektes Wechselduschen
23. Sauna und Wechselduschen
24. Schneelaufen
25. Waschungen bei Fieber
26. Auf dem Weg zum kompetenten Kneippianer

Der Stufenplan zeigt, wie man Kleinkinder auf dem Weg zum kompetenten Kneippianer begleitet. Er zeigt aber auch, dass es nicht ausreicht, gelegentlich mal warm und kalt zu duschen. Stattdessen wird der noch zarte Organismus des Säuglings bzw. Kleinkinds ganz behutsam, Schritt für Schritt, an den Wechsel zwischen warm und kalt gewöhnt. Das Grundprinzip bleibt immer gleich: Der angenehm warme Körper wird kurz Kaltreizen ausgesetzt und dann wieder erwärmt. Auf die Sekunden dauernde Kältephase folgt eine mehrere Minuten dauernde Aufwärmphase.

Die sechsundzwanzig Schritte sollten langsam geplant werden. Es kann durchaus länger dauern, bis der kleine Kneippianer mit Spaß bei der Sache ist. Hier Druck auszuüben birgt immer das Risiko des Misserfolgs. Doch die Mühe und Geduld lohnen sich auf jeden Fall. Und nebenbei: Man kann natürlich auch im fortgeschrittenen Alter beginnen, Kneippianer zu werden. Zu spät ist es nie.

Die Ordnungstherapie nach Kneipp

Das richtige Wort zur richtigen Zeit kann Kriege verhindern, das richtige Essen zur richtigen Zeit hält fit und sorgt für Energie. Das Prinzip der Kneipp'schen Ordnungslehre gilt also im Großen wie im Kleinen. Auch biologische Vorgänge haben ihren eigenen Rhythmus. Ihm zu folgen sichert Gesundheit, ihn zu missachten macht krank. Wir alle haben es schon erfahren: Ein reichhaltiges Abendessen zu vorgerückter Stunde sorgt für Magendrücken und lässt uns anschließend schlecht schlafen.

Die Ordnungstherapie ist daher ein wichtiges und wirksames Hilfsmittel bei einer Vielzahl von Krankheitsbildern und anderen Störungen. Disziplin, vor allem Selbstdisziplin, muss erlernt und geübt werden. Als hilfreich hat sich in vielen Fällen eine Strukturierung des Tagesablaufs erwiesen.

Wir benutzen in unserer Praxis eine Art erweitertes Tagebuch, in dem ältere Schulkinder sich selbst Rechenschaft darüber geben, wie strukturiert ihr Tagesablauf ist, und diese Selbsteinschätzung mit der Einschätzung durch andere vergleichen können. Der Einfachheit halber geschieht dies in Tabellenform.

Eltern sollten darauf achten, dass das Kind die Tabellen selbst ausfüllt. Dies ist ein erster wichtiger Schritt, denn so wird das Kind dazu angehalten, seinen Tagesablauf so weit wie möglich selbst zu planen.

In der ersten Spalte wird der Tag nach Stunden eingeteilt. In der zweiten Spalte werden stundenweise die wesentlichen Tätigkeiten oder Aufgaben aufgeführt, die das Kind zu erfüllen oder sich selbst – auch zum eigenen Vergnügen – vorgenommen hat. Dazu gehören Schulstunden und Hausaufgaben genauso wie Fußball, Herumtoben mit Freunden, Lesen, ein wenig PC oder iPad und – natürlich – Mithelfen im Haushalt der Eltern. Die Selbsteinschätzung in der dritten Spalte sollte ohne Einflussnahme von außen geschehen. Sobald das Kind seine Tagestabelle ausgefüllt hat, übergibt es sie seinen Eltern, ohne ihnen die dritte Spalte zu zeigen (durch entsprechendes Umfalten): Die Eltern geben ihre Einschätzung in der vierten Spalte zu Protokoll und beziehen Rückmeldungen aus Schule und Hort mit ein. (Ein Beispielprotokoll finden Sie im Anhang des Buchs.)

Nach etwa zwei bis drei Wochen werden vor einer neutralen Person (Kinderarzt, Verwandter, Psychologe ...) die Protokolle ausgewertet. Einige Aspekte sind besonders wichtig:

- War das Kind in der Lage, seinen Alltag zu strukturieren?
- Wie selbstständig war es?
- Wie selbstständig durfte es sein?
- Wie selbstkritisch sieht es sich?
- Wie unterschiedlich sind Fremd- und Selbstwahrnehmung?
- Wie sehr glaubten die Eltern, eingreifen zu müssen?
- Mussten die Eltern oft eingreifen?
- Gibt es große Unterschiede im Verhalten zu Hause, im Hort, in der Schule?
- Wo entstehen die meisten Konflikte?
- In welchen Bereichen muss Hilfe organisiert werden?

Die Protokolle sind Ausgangspunkt für intensive Gespräche, die – im Sinne einer Ordnungstherapie – wesentlich zur Beseitigung von Verhaltensauffälligkeiten oder -problemen in Schule oder Familie beitragen können.

Erstaunlich oft (in ca. 50 Prozent der Fälle) hilft diese einfache Maßnahme. Ein günstiger Nebeneffekt ist, dass nicht nur das Kind, sondern auch Lehrer und andere für die Erziehung Mitverantwortliche ihre Aufmerksamkeit schärfen.

Angewandt wird die Ordnungstherapie in der allgemeinen Gesundheitserziehung. Sie ist auch in allen anderen Bereichen nötig, in denen Selbstdisziplin gefordert ist:

- Bei Adipositas und Übergewicht setzen wir sie in Form von Ernährungstagebuch und allgemeinem Tagesplan ein. Die Frage lautet dann: Wann essen wir was und wie viel?
- Bei der schweren Störung der Magersucht setzen wir nicht nur auf die Psychotherapie durch Fachkräfte und die Ernäh-

rungstherapie, sondern auch auf einen regelrechten Vertrag mit der jungen Patientin (in den weitaus meisten Fällen sind Mädchen betroffen), wie er sich im Anhang des Buchs findet.

- Wo eine Suchtprävention (auch gegen Internetsucht!) angezeigt ist, kommt wieder der Tagesplan zum Tragen. Ein gut strukturierter Alltag hilft Kindern, überlange Fernseh- oder »Daddel«phasen zu vermeiden.
- Nicht selten werden wir von Eltern wegen Erziehungsproblemen, Lernstörungen, Aufmerksamkeitsdefiziten oder Pubertäts- und anderen Familienkrisen (auch in Zeiten der Trauer oder nach einer Trennung der Eltern) angesprochen und um Hilfe gebeten. Auch hier haben wir mit der Ordnungstherapie gute Erfahrungen gemacht. Auf dem Weg einer guten Strukturierung des Tages lernen Kinder und Jugendliche, selbstverantwortlich auf das Einhalten von Regeln und Vereinbarungen zu achten. Allerdings stellt sich ein Erfolg nur dann ein, wenn sich die Eltern zuvor über ihre eigenen Erziehungsziele bewusst Rechenschaft geben. Auch dieser Prozess ist ein Bestandteil der Ordnungstherapie – nur dass hier die Selbstdisziplin der Eltern und nicht die der Kinder gefragt ist.

Auch Erziehung setzt Ordnung voraus

»Erziehung ist zwecklos, die Kinder machen ohnehin alles nach.« Geht es Ihnen auch so? Als Vater habe ich gelegentlich vermutet, meine Kinder würden bestimmte meiner Verhaltensweisen imitieren, nur um mich zu ärgern. Verhaltensweisen, die ich mir doch längst abgewöhnt hatte. Dachte ich wenigstens. Meine Frau pflegte dann trocken zu kommentieren: »Sie sehen dich eben als Vorbild, in jeder Hinsicht.«

Ich weiß inzwischen, dass es vielen Eltern so geht: In der Praxis beschweren sich oft die Eltern meiner jungen Patienten darüber, dass ihre Kinder nicht richtig zuhören, sich nicht an Regeln halten. Lassen Sie uns ein wenig darüber nachdenken, weshalb das so ist.

Die Frage, was man Kindern denn eigentlich beibringen müsste, haben sich die Erwachsenen im Laufe der Zeit sehr unterschiedlich beantwortet. Die alten Griechen waren der Meinung, dass die Seele eines Kindes wie eine unbeschriebene Wachstafel (eine »tabula rasa«) vor ihnen liege. Eltern und Erzieher könnten den Charakter des Kindes formen, indem sie diese Wachstafel wie mit einem Prägestempel beschriften. Der griechische Begriff χαρακτήρ – *charaktér* – bedeutet Prägestempel, Prägung, im übertragenen Sinne. Von ihm leitet sich der englische Begriff »character« für Schriftzeichen, Buchstaben ab, aber auch unser deutscher Begriff »Charakter«. Können wir unsere Kinder also so formen, wie wir wollen?

Jean-Jacques Rousseau, einer der großen Denker der Aufklärung im 18. Jahrhundert, vertrat die gegenteilige Meinung. Er ging davon aus, dass der Mensch von sich aus gut sei und dass man ihn isoliert und »naturnah«, ohne den schädlichen Einfluss seiner Mitmenschen, aufwachsen lassen müsse. Das Ergebnis seiner Experimente war katastrophal. Und dazu zeigt das Beispiel auch, wie schwer es ist, eine schöne Theorie in die Praxis umzusetzen. Rousseaus eigene Kinder sind nicht in den Genuss einer glücklichen Kindheit gekommen. Er gab sie in ein Findelhaus.

Die Wahrheit liegt wohl zwischen den beiden genannten Extremen: Kinder wachsen im Dialog auf, in der steten Interaktion mit Eltern (bzw. anderen Bezugspersonen) und anderen Kindern. Sie lernen sehr viel am Beispiel. Es hat wenig Sinn, ihnen Vorschriften zu machen, an die man sich als Erwachsener nicht hält:

Diät zu predigen und selbst im Übermaß zu essen, Konzentration zu erwarten, ohne sie im Umgang mit dem Kind aufzubringen, Autorität einzufordern, ohne sie zu haben, Zuhören zu verlangen, ohne selbst zuhören zu wollen. Bereits als Neugeborene und Säuglinge verfügen unsere Kinder über ein hohes Maß an interaktiver emotionaler Kompetenz. Sie werden nur dann ernst zu nehmende Erwachsene, wenn man sie bereits als Kinder ernst nimmt.

Jede Familie hat ihr eigenes Konzept

Eltern, die mich um Rat fragen, höre ich erst lange zu, um herauszufinden, was sie von ihren Kindern wollen, welche Vorstellungen sie von der Entwicklung ihrer Kinder haben, welche Rolle die Kinder im Leben ihrer Eltern spielen oder spielen sollen. Jede Familie hat ihr eigenes Konzept. Manche Familien diskutieren darüber, manche nicht. Erst wenn ich mir ein Bild von der individuellen Situation meiner Patienten gemacht habe, sprechen wir über Wege zum Ziel. Viele Kinder hören täglich hundert und mehr Ermahnungen, die auch ein Erwachsener beim besten Willen nie verarbeiten, geschweige denn befolgen könnte.

Hier ist eine Strukturierung der pädagogischen Maßnahmen im Sinne der Kneipp'schen Ordnungstherapie sinnvoll: Eltern tun gut daran, sich – bevor sie Ermahnungen aussprechen – zu überlegen, was sie damit erreichen wollen: Müssen sie eine Anordnung treffen, über die es grundsätzlich keinerlei Diskussionen geben kann und darf, wie beispielsweise das Anlegen eines Sicherheitsgurts beim Autofahren? Oder sollte ihr Kind das, was sie sagen, als freundliche Anregung auffassen, als Gebot, über dessen Einhaltung immer wieder neu verhandelt werden kann? Oder handelt es sich am Ende nur um ein »soziales Geräusch«, also um eine Art Hintergrundrauschen elterlicher Anordnungen, das man getrost überhören kann?

Eltern müssen auch Ordnung in die Regeln bringen, an die sich ihre Kinder halten sollen. Sie müssen mit ihnen Verträge aushandeln, an die sich beide Seiten zu halten haben. Das ist zunächst mühsam und auch nicht in jedem Alter leicht. Aber selbst bei den Jüngsten haben sich ein Strukturplan, ein Regelkatalog und die Einführung einer Familienkonferenz bewährt. Die Arbeit, die man als Eltern früh investiert, zahlt sich später aus. Allzu hohe Erwartungen, vor allem an sich selbst, sollte man aber auch nicht haben. Als Vater war ich froh und dankbar, als mich meine erwachsenen Söhne mit den Worten aus der Verantwortung entließen: »Papa, ist ja gut, dass du nicht alles perfekt gemacht hast, so haben wir auch noch etwas zu tun.«

Ernst nehmen statt ruhigstellen

Eine Sache ist mir besonders wichtig, daher möchte ich sie als dringende Empfehlung deutlich aussprechen. Ich rate Ihnen: Bitte nehmen Sie Ihre Kinder ernst. Sprechen Sie mit ihnen, spielen Sie mit ihnen, setzen Sie sich mit ihnen auseinander.

Es macht keinen Sinn, schon Kleinkinder mit iPhones oder einer Dauernuckelflasche ruhigzustellen, wie ich es in unserer Praxis immer wieder beobachte. Ich habe den Eindruck, dass gerade die Kinder, die man als Kleinkind so zum Schweigen gebracht hat, später in der Gruppe der dicken und schulverweigernden Kinder häufiger anzutreffen sind. Oder anders ausgedrückt: Wenn man von Kindesbeinen an mit Essen oder anderen Ablenkungsmanövern über Gefühle wie Wut, Angst, Langeweile oder auch Erschöpfung und Müdigkeit hinweggetröstet wird, erfährt man nie, dass die eigenen Bedürfnisse als solche erkannt und adäquat beantwortet werden. Essen ist dann auch späterhin das Mittel der Wahl, um unangenehme Gefühle herunterzuschlucken. Ärger führt zu Frust, und der war noch nie ein guter Motor, um Selbstvertrauen zu entwickeln.

Es ist auch eher kontraproduktiv, Auseinandersetzungen mit Kleinkindern oder pubertierenden Jugendlichen aus dem Weg zu gehen. Kinder suchen die Konfrontation mit den Erwachsenen. Und sie wollen von ihnen liebevoll angeleitet werden. Ich glaube, dass weder eine betont autoritäre noch eine betont antiautoritäre Erziehung Sinn machen.

Kindliches Temperament und Wissensdurst sind natürlich anstrengend. Ich weiß das, wir alle wissen das. Aber es lohnt sich in vielfacher Hinsicht, sich dieser Anstrengung auszusetzen. Und dabei kommt es nicht auf Perfektion an: Auch Eltern, die sich selbst keine umfassende Bildung aneignen konnten – sei es durch Armut, Flucht oder eine bildungsarme Umgebung –, können sehr viel für ihre Kinder tun, wenn sie ihnen Mut machen, Fragen zu stellen, wenn sie mit ihnen spielen, reden und ihnen zeigen, wie man sich Wissen erwirbt. Es kommt nicht so sehr darauf an, den Kindern früh ein möglichst breites Wissen zu vermitteln, sondern ihnen Mut zu machen, sich das Wissen, das sie brauchen, zu holen – von wem auch immer. Formulierungen wie: »Das verstehst du nicht!«, »Das kannst du nicht!« oder »Dafür bist du zu klein!« lassen den unbändigen Wissensdurst der Kleinen und ihre kindliche Neugierde schnell versiegen. Wie wichtig das Fragen ist, zeigt die kleine Geschichte auf der folgenden Seite.

»Der Bua soll was lernen« – eine bayerische Geschichte*

Die Mama, der Papa und der Bua gehen miteinander in den Wald. Kaum sind sie eine halbe Stunde unterwegs, fängt der Bua an zu fragen: »Papa, was is nacha des für a Baam?« Der Papa schaut, er überlegt, er überlegt lang, sehr lang, dann sagt er: »A Fichtn is des net, a Buacha a net, du, I woaß net.« Sie gehen weiter. Kaum ist die nächste halbe Stunde vorbei, fängt der Bua wieder an: »Du, Papa, was is nacha des für a Schwammerl?« Der Papa schaut, überlegt ganz lang, danach sagt er: »Mei, a Stoapuiz is des net, a Reherl a net, i woaß net.« Sie gehen weiter, und nach einer Dreiviertelstunde beginnt der Bua von Neuem: »Du, Papa, was is ...« Worauf die Mama sagt: »Du, Hansi, lass doch amal den armen Papa in Ruah.« Der Papa aber meint: »Lass'n doch fragn, der soi doch was lerna.«

Wie wirkungsvoll es ist, wenn Eltern ihren Kindern den Rücken stärken, ist durch viele Studien und Untersuchungen belegt.

---

* Und jetzt noch mal auf Hochdeutsch: Vater und Mutter gehen mit ihrem Sohn im Wald spazieren. Kaum ist eine halbe Stunde vergangen, rennt der Junge zu seinem Vater und fragt ihn: »Du Papa, was ist denn das für ein Baum?« Der Vater stellt sich hin, schaut den Baum an, von oben bis unten, dann noch einmal, wieder von oben bis unten, dann sagt er: »Ganz genau weiß ich es nicht, eine Fichte ist es nicht, eine Buche auch nicht. Ich weiß es nicht.« Kaum ist die nächste halbe Stunde vergangen, kommt der Junge schon wieder, rennt zu seinem Vater: »Du, Papa, was ist denn das für ein Pilz?« Der Vater bückt sich, schaut, schaut noch einmal, dann sagt er: »Ein Steinpilz ist es nicht, ein Pfifferling auch nicht. Ich weiß es nicht.« Nach einer Dreiviertelstunde kommt der Junge wieder und ruft: »Papa, was ist ...« Da unterbricht ihn die Mutter: »Lass doch den Papa endlich einmal in Ruhe!« Der aber meint: »Lass den Jungen doch fragen, er soll doch etwas lernen!«

In diesem Sinne handelt auch der Vater in der kleinen Geschichte aus Bayern richtig: Er macht seinem Sohn Mut, zu fragen und die Welt zu erkunden – obwohl er, der Papa, keine Antwort auf all die ungestümen Fragen seines Sprösslings hat.

Machen Sie also Ihren Kindern Mut, schenken Sie ihnen Vertrauen und zeigen Sie ihnen, dass Sie an sie glauben.

Trennung und Scheidung der Eltern

Begriffe wie Scheidungsberatung und Patchworkfamilie waren Sebastian Kneipp noch fremd. Das aus dem gesunden Menschenverstand geborene Prinzip der Ordnungstherapie, das Richtige zur richtigen Zeit zu tun, gilt aber auch im Konfliktfall. Denn mit nichts können Eltern ihren Kindern so großen Schaden zufügen wie mit einer strittigen Scheidung.

Oft werde ich als Kinderarzt gebeten, Partei zu ergreifen. Ich soll dann zum Beispiel bestätigen, dass die Behauptung der Gegenseite, die Mutter bzw. der Vater hätte sich nicht ausreichend um das Kind gekümmert, nicht zutrifft. Doch bin ich nicht der Anwalt der einen noch der anderen Elternseite. Und schon gar nicht bin ich Richter. Vielmehr verstehe ich mich als Anwalt der Kinder, der zur Neutralität verpflichtet ist und aus dieser Position heraus vermitteln und ausgleichen kann. Es ist ja zu verstehen: Geschiedenen Eltern geht es nach der Scheidung oft nicht schnell genug, bis endlich Frieden zu Hause einkehrt. Aber viele überfordern gerade damit sich und ihre Kinder. Oft möchte man ihnen von außen zurufen: Langsam! Planen Sie bitte jeden Schritt, einen nach dem anderen! Suchen Sie rechtzeitig kompetente Hilfe von außen!

Der Kinderarzt ist kein Eheberater, und ich habe mir diese Funktion nie angemaßt. Als Partner der Familie aber, der Kind und Eltern aus besseren Zeiten kennt, bin ich durchaus in der

Lage, konstruktiv zu helfen. Über den Einzelfall hinaus haben sich einige generelle Empfehlungen in der Praxis bewährt.

Empfehlungen im Fall einer Trennung bzw. Scheidung

- Die eigene Trauer ernst nehmen
- Die Trauer der Kinder ernst nehmen
- Beides unterscheiden
- Trauerarbeit leisten, ohne das Vergangene zu entwerten
- Den anderen Elternteil nicht verleumden
- Kinder nicht als Ersatzpartner missbrauchen
- Zuverlässigkeit beider Elternteile garantieren
- Klare Verabredungen treffen
- Grenzen des ehemaligen Partners achten
- Keine Fortsetzung der Ehe mit anderen Mitteln
- Neue Partner behutsam einführen
- Einen Katalog gemeinsamer Erziehungsziele erstellen

Für die Trauerarbeit brauchen beide Partner Zeit, und die sollten sie sich nehmen. In die Trauer über den Verlust der Paarbeziehung mischen sich oft die Wut und der Wunsch, das Vergangene schlechtzureden. Kinder können aber nicht verstehen, warum der liebe Papa, die liebe Mama plötzlich böse sein soll. Offenheit tut not.

Auch der Aufbau einer funktionierenden Patchworkfamilie verlangt Geduld. So engagiert und kinderfreundlich der neue Partner bzw. die neue Partnerin sein mag, er/sie braucht ein gutes Gespür, um das Vertrauen eines Scheidungskindes zu gewinnen, das mit der größten Enttäuschung seines jungen Lebens fertigwerden muss.

Schließlich müssen die Rollen innerhalb der Familie neu verteilt werden. So großartig es sich für den heranwachsenden Sohn anfühlen mag, nach dem Weggang des »Alten« der Herr im Haus zu sein – es kann eine hohe Hypothek bedeuten, für die ihm und seinem gesamten Umfeld die Rechnung in der Pubertät oder später, bei der eigenen Partnerwahl, präsentiert wird. Ähnliches gilt im Fall einer Tochter.

Bei allen Gesprächen, die der Kinderarzt mit den Eltern führt, ist ihm klar, dass hier keine Friedensverhandlungen zwischen Freunden geführt werden, sondern sich verfeindete Parteien gegenüberstehen. Hauptziel seiner Bemühungen ist daher die Fortsetzung der Elternschaft trotz Trennung. Ideal ist es, wenn sich beide Eltern auf gemeinsame Erziehungsziele einigen können und die neuen Partner diese mittragen.

Essen: Was unseren Kindern guttut

Jeder Kinderarzt wäre froh, wenn die Regeln für eine gesunde Ernährung von mehr Familien befolgt würden. Die Grundprinzipien sind relativ einfach:

- Man sollte wenig tierisches Fett,
- dafür aber reichlich pflanzliche Öle zu sich nehmen,
- sparsam sein im Verzehr von Fleisch,
- stattdessen aber viel Gemüse und Obst essen und
- schnell verfügbaren Zucker bei Brotsorten, Nachspeisen und Süßigkeiten meiden.

Außerdem sollte man, entsprechend der Ordnungstherapie nach Kneipp, das Richtige zur richtigen Zeit tun, also nicht dauernd essen, sondern zu regelmäßig wiederkehrenden, festgelegten Zeiten.

Die Realität sieht leider anders aus. In vielen deutschen Wohnzimmern spielt sich allabendlich das gleiche Drama ab: Papa sitzt im bequemen Sessel, links steht der Kasten Bier, rechts liegen die Chips-Tüten. Diese Art Sport ist aufregend und sehr anstrengend, da kommen im Laufe eines Fußballspiels durchaus 2000 bis 3000 Kalorien zusammen ...

Kinder, die diesem Vorbild dauerhaft ausgesetzt sind, entwickeln fast zwangsläufig schädliche Essgewohnheiten. Gerade deshalb ist es so schwierig, ihnen zu helfen, solange die restlichen Familienmitglieder nicht mitziehen. Eine frühe Entwicklung der Fettsucht ist sehr wahrscheinlich auch mit der Angewohnheit vieler Eltern verbunden, ihre Kinder mit Essen ruhigzustellen oder zu trösten. Es ist nur zu verständlich, dass man das Weinen eines Kindes so schnell wie möglich beenden möchte, wenn es Streit am Sandkasten gab, wenn die kleine Schwester die Bauklötze umgeworfen hat, wenn es im Kinderwagen zu langweilig ist oder wenn die Kleinen partout nicht einschlafen wollen. Mir ist auch durchaus klar, wie schwer es für Eltern ist, angesichts der geballten und überaus dreisten Angriffe der Lebensmittelindustrie, der Getränkehersteller und der Arzneimittelindustrie standhaft zu bleiben. Ich erinnere mich gut daran, wie ich beim Einkauf meinen Kindern die Zutatenliste einiger begehrter Süßigkeiten zur Abschreckung laut vorlas und mir damit den Vorwurf einhandelte, ein Spielverderber zu sein. Hustensäfte werden stark gesüßt, »Trinkjoghurt« wird mit sehr viel Zuckerwasser verdünnt, billiges Plastikspielzeug mit minderwertiger Schokolade kombiniert, und aus sämtlichen elektronischen Medien prasselt ständig Werbung für Junkfood auf uns ein. Werbung, an der sich auch populäre Spitzensportler beteiligen.

Kein Wunder, dass der Berufsverband der Kinder- und Jugendärzte gemeinsam mit anderen Organisationen inzwischen in einem offenen Brief unter dem Titel »Ärzte gegen Fehlernährung« von der Bundesregierung Maßnahmen gegen die ungesunde Ernährung von Kindern und Jugendlichen, gegen billiges Kantinenessen in der Schule und gegen aggressives Marketing für ungesunde Lebensmittel fordert. An einer verständlichen Lebensmittelkennzeichnung, an verbindlichen Standards für die Schul- und Kitaverpflegung und an einer Beschränkung der an Kinder gerichteten Lebensmittelwerbung führt aus meiner Sicht kein Weg vorbei, wenn man diese Missstände beheben will.

In der Kritik steht aber nicht nur die Nahrungsmittel-, sondern auch die Pharmaindustrie. Erinnert sei in diesem Zusammenhang an den Coup einer ansonsten durchaus seriösen Arzneimittelfirma, der es gelang, Zuckerwasser (Glucose verdünnt und in viel Plastik verpackt) zum Literpreis von mehr als 2000 Euro zu verkaufen. Das Präparat wird für Säuglinge unter dem Namen Dolceo mit dem Slogan »Einfach! Zur Ablenkung von Schmerz!« angeboten.*

Vor allem in Familien mit übergewichtigen Eltern ist unser Kampf um eine gesunde Ernährungsweise oft langwierig und schwierig. Rückschläge sind nicht selten und das Ergebnis oft enttäuschend. Selbst Kuraufenthalte von stark übergewichtigen Kindern in diversen Kliniken zeigen häufig nicht den gewünschten Erfolg, solange es nicht gelingt, das häusliche Milieu mit umzustellen. Die Fülle an Ausreden, die man zu diesem Thema

---

* Sie glauben es nicht? Rechnen Sie bitte mit: Im Internet (https://www.medipreis.de) findet sich folgendes »Sonderangebot«: DOLCEO 30 %-ige Glucoselösung Einzeldosispipetten 100 × 0,7 ml ab 42,09 € günstig kaufen (Stand 02. 10. 2017). Welcher Literpreis ergibt sich, ohne die entbehrliche Verpackung? 100 × 0,7 ml = 70 ml; davon 30 % Zuckerlösung = 21 ml. 21 ml Glucoselösung kosten also mindestens 42,09 €, 1 ml mithin mehr als 2 €, ein Liter = 1000 ml mehr als 2000 €.

zu hören bekommt, ist überwältigend, die Kinder sind oft in großer Not. Häufig essen sie aus Langeweile, aus Enttäuschung, weil sie wegen ihres Übergewichts gehänselt werden – ein Teufelskreis.

Ein erster Versuch, den wir in Anlehnung an die Kneipp'sche Ordnungstherapie regelmäßig unternehmen, führt erstaunlich oft zum Erfolg: Die Kinder werden gebeten, genau aufzuschreiben, was und wie viel sie täglich essen. Dieses Essensprotokoll wird über drei bis vier Wochen geführt und dann dem betreuenden Kinderarzt vorgelegt. Dieser markiert mit roter, gelber oder grüner Farbe die Nahrungsmittel, die in Zukunft verboten, gelegentlich erlaubt oder erwünscht sind. Die erste positive Wirkung eines sorgfältig geführten Essenstagebuchs liegt darin, dass die Kinder bewusst zu essen beginnen. Der Motivation zum Aufschreiben muss man seitens der Eltern und des Kinderarztes oft nachhelfen, gelegentlich auch nachdrücklich, indem man zum Beispiel bei Tisch Essen »nur gegen Quittung« austeilt.

Bewusstes Essen ist tatsächlich der erste wichtige Schritt, der zu einer dauerhaften Umstellung des Essverhaltens führen kann. Adipöse Kinder lade ich deshalb gern zu einem Gedankenexperiment ein: Sie sollen sich vorstellen, dem Gespräch zweier Männer (A und B) zu lauschen. Sie selbst trügen eine Augenbinde und könnten die beiden nicht sehen.

A sagt: »Oh, ich weiß gar nicht, woher das kommt, dass ich immer so schnell zunehme. Ich muss nur an einer Konditorei vorbeigehen, und schon habe ich wieder ein Kilo mehr auf den Rippen.«
B sagt: »Manchmal esse ich zu viel, ich weiß das. Aber dann esse ich später eben weniger.«

Welcher der beiden Männer ist wohl schlank, welcher dick?

Das richtige Maß zur richtigen Zeit

Neben der Lebensmittelauswahl ist es wichtig, dass die Rahmenbedingungen der Ernährung den Aufgaben des Verdauungskanals entgegenkommen.

Die *Essensportionen* müssen dem Leistungsvermögen der Verdauungsdrüsen angepasst werden. Bei zu großen Portionen kommt es zu einer übermäßigen Gärung und Fäulnis. Stoffwechselprodukte schädigen den Darm, sodass chronischer Durchfall entstehen kann.

Für einen geordneten Verdauungsablauf muss auch das vegetative *Nervensystem* gerüstet sein: Der Parasympathikus (»Ruhenerv«) muss dominieren. Ein hektisch verschlungenes Frühstück mit heftiger Debatte, ob das Kind sich mit diesen Hausaufgaben in der Schule blicken lassen oder mit diesem Pulli den Kindergarten betreten kann, verschiebt das vegetative Gleichgewicht in Richtung »Stressnerv« (Sympathikus), sodass weder die Durchblutung im Darm optimal stattfindet noch die Produktion der Verdauungsdrüsen ungestört ablaufen kann.

Das Essen muss gut gekaut werden, um die Verdauung schon im Mund einzuleiten.

Der Darm sollte zur Arbeit aufgelegt sein. Morgens und mittags funktioniert er besser als abends. Schwerer Verdauliches sollten Sie daher (auch sich selbst zuliebe!) nicht mehr abends anbieten.

Vegetarisch und vegan: In jedem Fall gesund?

Menschen, die sich vegetarisch oder vegan ernähren, tun dies häufig mit einem stark ausgeprägten Gefühl der Verantwortung für unsere Welt – und die unserer Kinder und Enkel. Eine solche Haltung ist zu respektieren und hoch zu achten.

Tatsächlich sollte man im Interesse der Gesundheit den Fleischkonsum generell reduzieren und Wurst & Co. nicht mehr als ein- bis zweimal pro Woche zu sich nehmen. So verringert man nicht nur den übermäßigen Verzehr tierischer Fette, sondern es fällt – mit Blick auf den Geldbeutel – auch leichter, sich hin und wieder teureres, dafür aber hochwertiges Fleisch zu gönnen. Dieses Fleisch ist dann so erzeugt, dass den Forderungen von Umwelt- und Tierschutz Rechnung getragen wird. Eine Ernährung mit einem hohen Anteil pflanzlicher Kost – vorzugsweise Bio-Lebensmittel – ist also auch ein Beitrag zum Kampf gegen Massentierhaltung, Klimaveränderung, Regenwaldrodungen und so weiter.

Solange auf eine ausreichende Zufuhr aller nötigen Nährstoffe geachtet wird, bestehen bei gesunden Erwachsenen keine Bedenken gegen eine vegetarische oder auch vegane Ernährungsweise. Allerdings ist eine *vegane* Ernährung für Kinder im Wachstum, für Schwangere und stillende Mütter mit hohen Risiken verbunden und kann deshalb von ärztlicher Seite nicht empfohlen werden. Das Problem liegt in der Gefahr gravierender Mangelerscheinungen, die Vitamin D, Calcium, Vitamin B2, Jod, Zink, Eisen, ungesättigte Fettsäuren (Omega-3-Fettsäuren) und vor allem Vitamin B12 betreffen.

Vitamin B 12 ist ein essenzielles Vitamin, das der Mensch nur aus der Nahrung aufnehmen kann. Es wird von Mikroorganismen gebildet und findet sich fast ausschließlich in Lebensmitteln tierischen Ursprungs. Ein Vitamin-B12-Mangel zeigt sich beim Erwachsenen klassischerweise als Perniziöse Anämie unterschiedlicher Ausprägung, also eine unter Umständen erhebliche Blutarmut, aber auch in Form von Konzentrationsstörungen, Polyneuropathien mit Bewegungs- und äußerst unangenehmen Empfindungsstörungen oder sogar als psychotische Erkrankung mit geistiger Verwirrtheit. Bei Schwangeren und stillenden Müttern ist das Risiko besonders groß. Man muss aufgrund verschiedener Fallbeschreibungen und Studien davon ausgehen, dass schon bei sehr vielen vegetarisch ernährten Schwangeren ein erheblicher Mangel an Vitamin B12 vorliegt. Dieser Mangel muss bei der Mutter noch keine der erwähnten Krankheiten auslösen, die Versorgung des abhängigen Säuglings ist aber nicht mehr gewährleistet. Schwangere und stillende Mütter sollten sich deshalb nicht vegan ernähren. Sie gefährden unter Umständen ihr Kind.

Ein Vitamin-B12-Mangel in der Schwangerschaft steht mit einem verminderten Wachstum im Mutterleib, geringem Geburtsgewicht und vermutlich auch einer verstärkten Neigung zur Frühgeburt in Verbindung. Bei Neugeborenen mit Neuralrohrdefekten (Spina bifida, Rückenmarksschädigungen) ist wiederholt ein mütterlicher Vitamin-B12-Mangel beschrieben worden. Verstärkt wird dieser Effekt, wenn er mit einem Folsäuremangel bei der Schwangeren einhergeht.

Im Übrigen zeigt die Erfahrung: Jeder Versuch, Kindern strikte, oft einseitig orientierte Diäten beizubringen, wird zwangsläufig scheitern – spätestens in der Pubertät, wenn die Jugendlichen sich auch in Bezug auf ihre Ernährung neu und weg von den Eltern orientieren.

Fasten mit Kindern?

Fastenkuren werden in der Kinderheilkunde äußerst kritisch gesehen. Das Fasten ist aus gutem Grund in vielen Kulturen hoch angesehen, sollte aber in erster Linie Erwachsenen vorbehalten bleiben. Übergewichtige Kinder damit zum Abnehmen zwingen zu wollen ist so gut wie immer zum Scheitern verurteilt: Die Kinder nehmen vielleicht ein wenig ab, dafür danach aber umso mehr zu.

Und wie sieht es mit dem religiös motivierten Fasten – beispielsweise dem Ramadan-Fasten muslimischer Familien – aus? In einer westlich geprägten Gesellschaft, wie sie in unserem Land die Regel ist, wird auf die islamischen Fastengebote nur wenig Rücksicht genommen. Kinder aus muslimischen Familien müssen beispielsweise auch während des Ramadan zur Schule gehen und unterliegen den gleichen Leistungsanforderungen wie ihre nicht-muslimischen Mitschülerinnen und Mitschüler. Das stellt eine hohe Belastung dar. Einerseits wollen manche Kinder den Gesetzen ihrer Religion fast noch stärker gehorchen als mancher Erwachsene, sie wollen anerkannt werden und »groß« sein. Andererseits gefährden sie mit einem Verzicht auf Essen und Trinken während des Tages ihre Gesundheit und den Schulerfolg. Als Kinderarzt befindet man sich hier oft in einem Dilemma: Was sollen wir tun, wenn die Kinder tagsüber ständig müde sind (das abendliche Fastenbrechen reicht ja oft bis in die Nacht hinein), über Kopfschmerzen klagen, von Kreislaufproblemen berichten, ohnmächtig in der Schule zusammenbrechen und dann eine Schulbefreiung erbitten, möglichst ergänzt durch eine Verordnung häuslicher Pflege durch die verantwortlichen Eltern? Der Hinweis darauf, dass Kinder vor der Pubertät nach den Geboten des Islam nicht am Ramadan teilnehmen müssen, fruchtet nicht immer. Und auch die pragmatische Interpretation, dass der Aufenthalt in einem nicht-islamischen Land durchaus als Reise gesehen werden kann (Reisende sind ebenfalls vom Fasten befreit), wird nicht in allen Fällen geteilt. Letztlich hilft in gravierenden Fällen nur ein ärztliches Fastenverbot aus gesundheitlichen Gründen. Ein befreundeter muslimischer Vater hat mir erklärt, dass ich als Kinderarzt dazu das Recht hätte – er würde sich in jedem Fall daran halten.

Kinder, das Essen ist fertig, kommt zum Meckern!

Es leuchtet jedem ein: Die gemeinsamen Mahlzeiten sollten möglichst nicht der Austragungsort für innerfamiliäre Machtkämpfe und Abgrenzungsversuche sein. Auch ich kann nur dazu raten, frühzeitig dafür zu sorgen, dass die Nahrungsaufnahme nicht zum Gegenstand von Familienkonflikten wird. Kinder müssen sich den Eltern gegenüber abgrenzen, sie müssen lernen, eigene Meinungen zu vertreten, sie müssen einfach vieles anders machen als die Eltern. Das Thema »Das schmeckt mir nicht, ich will was anderes!« ist für solche Auseinandersetzungen wie geschaffen. Es ist aus der Sicht eines Dreijährigen einfach großartig, wenn er mit der einfachen Feststellung »Das mag ich nicht« die Mutter dazu veranlassen kann, aufzustehen, stumm das Essen zur Seite zu räumen, das sie liebevoll vorbereitet hat, und etwas Neues auf den Tisch zu bringen. Besonders schön daran ist, dass man das Spiel beliebig oft wiederholen kann. Es geht weniger um die Beschaffenheit des Essens, sondern um ein Machtspiel. Da Zwang verpönt ist, gerät man als Eltern schnell in eine Situation der Hilflosigkeit.

Vielleicht hilft ein aus der Erfahrung geborener Ratschlag: Packen Sie nicht zu viel Essen auf den Teller ihres Sprösslings, sondern nur eine kleine Kostprobe von jedem Teil der Mahlzeit. Sagen Sie dazu: »Probier einmal von allem, und wenn der Teller leer ist, gibt es mehr!«

»Teller leer, dann gibt's mehr« war für mich als Vater und ist bis heute für viele meiner Patienteneltern durchaus hilfreich – oder doch immerhin ein Ansatz, der langfristig zur Entspannung beigetragen hat.

Spielend in Bewegung

Ein gesundes Kind ist von sich aus dauernd in Bewegung. Sportliche Aktivitäten sollten den Bewegungsdrang der Kinder nutzen und auf die jeweilige Altersgruppe ausgerichtet sein. Während der ersten beiden Lebensjahre sind es sogenannte Funktionsspiele, vom dritten bis zum sechsten Lebensjahr Rollenspiele, bis zum zehnten Geschicklichkeitsspiele und erst ab dem elften Mannschaftsspiele (auch wenn viele Sportvereine bereits für jüngere Kinder Mannschaftssport anbieten). Verschiedene Förderprogramme haben sich zum Ziel gesetzt, die Freude an der Bewegung zu erhalten sowie eine Reifung der kindlichen Persönlichkeit, die normale Entwicklung sensomotorischer Funktionen und nicht zuletzt eine verbesserte Leistungsfähigkeit des Herz-Lungen-Systems, des Stoffwechsels und des Bewegungsapparats zu ermöglichen.

Denn wer wüsste es nicht: Regelmäßiger Sport ist die beste Vorsorgemaßnahme, um einer Fülle von Erkrankungen entgegenzuwirken. Den meisten Eltern ist das durchaus bewusst, sie sorgen sich ja auch um ihre eigene Fitness. Im Alltag aber scheitern alle noch so gut gemeinten Versuche, mehr Raum für Bewegung zu schaffen, an der Organisation der sportlichen Aktivitäten. Viele Kleinkinder wachsen in beengten Wohnverhältnissen auf und werden, statt ihrem natürlichen Bewegungsdrang folgen zu können, zum Stillsitzen erzogen. Die Möglichkeiten zum Sport in Kindergärten und Schulen sind begrenzt, Spielplätze zu selten und oft nur auf die Bedürfnisse von Kleinkindern ausgerichtet. Die Folgen sind sichtbar, auch wenn Sportvereine und engagierte Eltern beherzt dagegen ankämpfen.

Manchmal schießen sie dabei – wenn auch in bester Absicht – leider über das Ziel hinaus. So mancher ehrgeizige Fußballtrainer richtet mehr Schaden als Nutzen an, wenn er Sechsjährige im

Wettbewerb überfordert, Kinder gegeneinander ausspielt, Leistungsschwächere demütigt und ihnen zeitlebens die Freude am Fußball oder generell am Sport nimmt. Auch so manche Ballett- oder Eislaufprinzessin wird überfordert, tanzt nur noch für den Ehrgeiz der Eltern und nicht zur eigenen Freude. Hier sollten Eltern wachsam bleiben und auch sich selbst und ihre eigenen Motive immer wieder hinterfragen.

Die Leistungsfähigkeit der Kinder ist individuell unterschiedlich. Sie ist von genetischen Faktoren abhängig, aber auch von Übung und Training. Kinder können je nach Alter verschiedenste sportliche Tätigkeiten ausüben, aber die Förderung muss schrittweise erfolgen. Nur in Ausnahmefällen ist vor dem elften Lebensjahr an Leistungssport zu denken; Spitzensport kommt frühestens ab dem fünfzehnten Lebensjahr infrage.

Sport als Therapie

Die moderne Sporttherapie hat mit der Bewegungstherapie von Pfarrer Kneipp nicht mehr viel zu tun (Sebastian Kneipp selbst war eher vollschlank), aber sie baut darauf auf: In der Sporttherapie werden Körperübungen, die dem Krankheitsbild angepasst sind, nach den Grundsätzen der Trainingslehre unter Berücksichtigung der individuellen Belastbarkeit durchgeführt. Besonders empfehlenswert sind Schwimmen, Wandern, auch Bergwandern und Skilanglauf, Radfahren in der Ebene, Gymnastik und Intervalltraining. Kampfsportarten werden nicht empfohlen. Die Grenzen zwischen Sporttherapie und Krankengymnastik sind fließend.

In der ambulanten Kinderheilkunde sind Bewegungstherapie und/oder Sporttherapie bei einer Reihe von Krankheitsbildern unverzichtbar:

- Übergewicht
- Zuckerkrankheit
- Haltungsschwäche, Morbus Scheuermann, Skoliose (Wirbelsäulenverkrümmung) und andere Wirbelsäulenerkrankungen
- Emotionale Störungen
- Zerebrale Funktionsstörungen
- Gelenkerkrankungen wie die Juvenile Polyarthritis
- Asthma bronchiale
- Migräne
- Orthostatische Regulationsstörung, niedriger Blutdruck
- Verstopfung
- Weichteilrheumatismus
- Wachstumsschmerzen
- Bagatellerkrankungen wie Prellungen und Verstauchungen

Exemplarisch sei an dieser Stelle anhand einiger ausgewählter Krankheitsbilder die Bedeutung dieser vierten Säule der Kneipp'schen Gesundheitslehre dargestellt.

Haltungsschäden und Rückenschmerzen

Viele Kinder, die ohne entsprechenden Ausgleich (z. B. Sport) stundenlang vor Laptop, Computer, Spielkonsole oder Tablet sitzen, haben erhebliche Rückenprobleme und Nackenschmerzen. Sie verbringen viel Zeit in einer Körperhaltung, die als gesundheitsschädlich angesehen werden muss und an keinem Arbeitsplatz von Erwachsenen geduldet würde.

Bei der körperlichen Untersuchung findet man oft steinharte Muskelpartien entlang der Brust- und Halswirbelsäule und im Schulter- und Nackenbereich. Die Kinder können sich oft vor Schmerzen kaum bewegen, ihre Schonhaltung verstärkt die Muskelverhärtung. Kopfschmerzen, Schlafstörungen und Konzentrationsstörungen sind die Folge. Den Teufelskreis aufzulösen ist schwer, Schmerzmittel helfen nur kurzfristig und in der Regel nicht ausreichend. Natürlich setzt der Einsatz von Schmerzmitteln und weiteren therapeutischen Maßnahmen bei sogenannten Haltungsschäden voraus, dass andere Diagnosen wie Morbus Scheuermann, schwerwiegende anatomische Veränderungen, Verletzungsfolgen und so weiter ausgeschlossen sind.

Der Schwerpunkt der passiven Behandlung besteht in der physikalischen Therapie, nämlich Massagen (auch unter Wasser) sowie lokaler Wärme- und Reizstrombehandlung, die muskelentspannend, durchblutungsfördernd und schmerzlindernd wirken. Man benutzt feucht-heiße Umschläge, elektrische Heizkissen, tiefenwirksame Heizgele, Fangopackungen, Rotlicht und so weiter. Durch Krankengymnastik wird versucht, krampfartige Verhärtungen zu lösen, die Muskulatur zu stärken und ein gestörtes muskuläres Gleichgewicht wiederherzustellen.

Diese weitgehend passive Behandlung muss aber durch eigenes aktives Handeln ergänzt werden. Dazu gehören tägliche Rückenübungen (hier kann eine krankengymnastische Rückenschule sehr nützlich sein), regelmäßiger geeigneter Sport (beispielsweise Schwimmen), Unterlassen ungeeigneter Sportarten (Kampf- und Extremsportarten) und vor allem die grundsätzliche (!) Teilnahme am Schulsport.

Weitere Maßnahmen sind eine gute »Sitzhygiene« (kein Rundrücken, Schultern nach hinten, Abstützen mit den Beinen), geeignete Sitzmöbel auch in der Schule, entsprechende frühzeitige Überlegungen zur Berufswahl und ein Programm zur Ent-

Sieben Rückenregeln

1. Stehen und gehen: sich gerade halten
   Brustkorb locker anheben, gestreckter Nacken, Schultern locker zurücknehmen
2. Gerade sitzen
   Brustkorb locker anheben, gestreckter Nacken, Oberkörper abstützen, breitbeiniges Abstützen mit den Füßen, längeres Sitzen durch Aufstehen und Dehnübungen unterbrechen; falls möglich, Pezzy-Ball oder mobilen »Hocker« als Sitzmöbel benutzen
3. Rückenschonend heben, beim Bücken in die Hocke gehen
4. Möglichst keine schweren Gegenstände heben
5. Lasten verteilen, körpernah tragen
6. Bewegen, bewegen, bewegen
   Regelmäßig geeigneten Sport betreiben
   (am günstigsten: Rückenschwimmen/Kraulen)
7. Täglich die Rückenmuskeln trainieren

lastung der Wirbelsäule und Stärkung der Muskulatur in Phasen (oder bei Berufen) mit überwiegend sitzender Tätigkeit.

Unsere Körperhaltung ist aber auch Ausdruck unserer seelischen Verfassung, unserer inneren Haltung: Vor allem Teenager und Jugendliche, die sich nach einem Wachstumsschub im eigenen Körper noch nicht so recht zu Hause fühlen, präsentieren sich häufig mit Hohlkreuz oder Rundrücken und hochgezogenen Schultern, als wollten sie die letzten zehn Zentimeter Längenwachstum rückgängig machen. Manche dieser Kinder machen gleichzeitig auch Entwicklungskrisen durch, die ihr Selbstbewusstsein und damit auch ihr Erscheinungsbild beeinträchtigen.

Sie bieten sich damit förmlich als Ziel von Intrigen und anderen Formen des Mobbings an, wenn Schulkameraden zielsicher Opfer suchen. Die Folge der körperlichen Fehlhaltung sind oft extreme Nacken- und Kopfschmerzen.

Wir versuchen, eine bessere innere und äußere Haltung zu erreichen, und zwar mithilfe der natürlichen Verfahren, über die wir verfügen: Stärkung des Selbstbewusstseins, Sportaktivitäten, Einüben einer Körperhaltung, die Selbstbewusstsein signalisiert und dadurch deutlich macht, dass man nicht für Opferrollen zur Verfügung steht.

Das dicke Kind

Übergewichtige Kinder werden im Sportunterricht oft gehänselt und schämen sich. Sie zum Sport und der notwendigen Bewegung zu motivieren ist nicht leicht. Erfreulicherweise gibt es viele Sportvereine, die sich in speziellen Gruppen besonders intensiv um übergewichtige Kinder kümmern. Betroffene Eltern sollten sich bei ihrem Kinderarzt, in Kureinrichtungen oder über das Internet informieren.*

Der Erfolg der Bewegungstherapie übergewichtiger Kinder wird nicht in Kilogramm gemessen. Es kommt zunächst auch gar nicht darauf an, wie viel die Kinder an Gewicht verlieren, sondern wie sehr sie an Selbstbewusstsein gewinnen und ob es gelingt, ihnen zu einem guten Körpergefühl zu verhelfen. Das einseitige Starren auf die Waage sollte zumindest am Anfang vermieden werden, zumal rasche Erfolge oft ausbleiben und dieser vermeintliche Misserfolg die Motivation schnell erlahmen lässt.

---

* Beispielsweise hat eine ursprünglich in Hamburg ansässige Initiative in Zusammenarbeit mit dem Lehrstuhl für Präventive Pädiatrie der Technischen Universität München ein einjähriges Therapieprogramm MOBY by TUM speziell für Jugendliche mit Übergewicht und Adipositas entwickelt.

Sport bei Asthma

Die Bewegungs- bzw. Sporttherapie asthmakranker Kinder versucht die Leistungsfähigkeit von Herz, Kreislaufsystem und Lunge zu stärken. Dabei werden körperliche Intervallbelastungen ohne extreme Anforderungen empfohlen. Es geht also nicht um Höchstleistungen, sondern – nach ausreichender Aufwärmphase – um sinnvolle kurzfristige Leistungssteigerungen, die durch Ruhephasen unterbrochen werden sollten, damit keine Sauerstoffschuld entsteht. Eine möglichst spielerisch gestaltete Atemgymnastik hat zum Ziel, einer Starrheit des Brustkorbes vorzubeugen. Neben Bewegungsspielen sind unter anderem Skilanglauf, Bogenschießen, Brustschwimmen, Intervalltraining und Aerobic besonders empfehlenswert. Selbst Hochleistungssport ist möglich. Wichtig ist bei jeder sportlichen Tätigkeit eine langsame, behutsame Leistungssteigerung (»Warmlaufen«), um einen Asthmaanfall aufgrund einer zu raschen Leistungssteigerung zu vermeiden.

Physiotherapie: Bewegung auf Rezept

Zu Lebzeiten von Sebastian Kneipp war die Säuglingssterblichkeit noch extrem hoch: Jeder dritte Säugling starb damals; nur jedes zweite Neugeborene erreichte das Erwachsenenalter. Auch aus diesem Grund gestaltete sich der gesamte Umgang mit Kindern damals anders als heute. Man behandelte sie wie kleine Erwachsene.

Auch was wir heute Krankengymnastik oder Physiotherapie nennen, gab es noch nicht, und Kneipp hat vermutlich nicht einmal geahnt, dass sich so etwas entwickeln würde, zumal im engen Zusammenhang mit seiner Bewegungslehre.

Physiotherapie ist immer dort angezeigt, wo Kinder im weitesten Sinne Störungen ihrer Bewegungsabläufe zeigen. Allerdings wissen wir heute: Bei Kindern gibt es viele seltsam wirkende Bewegungsmuster, die in den meisten Fällen nicht als Störung bezeichnet werden müssen, sondern als Varianten des Normalzustands. In Zusammenarbeit zwischen Eltern und Kinderarzt müssen sie von einer echten Störung abgegrenzt werden.

Vor allem bei angeborenen oder erworbenen Fehlstellungen des Bewegungsapparats, bei Verletzungen oder Fehlbelastungen der Knochen, der Muskeln und der Sehnen kommt die Physiotherapie zum Einsatz. Sie ist ein wichtiger Bestandteil bei der Behandlung kranker Kinder und kann als Weiterentwicklung der Bewegungstherapie verstanden werden. Die Anwendungsmöglichkeiten bei Kindern sind vielfältig. Einen außerordentlich wichtigen Stellenwert hat die Physiotherapie bei Kindern mit zerebralen Bewegungsstörungen, nicht zuletzt zur Vorbeugung einer Spastik.

Zerebrale Bewegungsstörungen

1. Ursachen und Symptome

Besteht eine Aufbaustörung des Gehirns, können bestimmte Signale von dort nicht richtig auf die Bereiche des Körpers übertragen werden, die normalerweise verantwortlich für Bewegung und Haltung sind. Es kommt dann zu auffälligen Bewegungs- und Haltungsmustern. Man spricht von zerebralen Bewegungsstörungen. Statistisch gesehen gehören sie zu den häufigsten körperlichen und motorischen Einschränkungen bei Kindern und Jugendlichen. Hier hilft die Physiotherapie.

2. Was kann die Physiotherapie leisten?

Physiotherapeutinnen und -therapeuten bemühen sich darum, die motorische Kraft der Kinder zu fördern. Sie passen technische Hilfsmittel an (Orthesen, Stützen, Fahrzeuge einschließlich Rollstuhl u. a.), geben Anleitungen im Umgang mit diesen Geräten und fördern die Teilhabe der Kinder am normalen Leben. Grundsätzlich geht es dabei um die Anregung motorischer Lernprozesse, die Kontrakturen des Muskel- und Bindegewebssystems vermeiden oder wenigstens lindern, um die Mobilisierung der Gelenke und gegebenenfalls um die Vermeidung oder Linderung einer Fehlstellung der Wirbelsäule und/oder das Vermeiden einer Hüftgelenksluxation. Das Ziel der Physiotherapie liegt darin, die Bewegung, die Haltung und die Stabilität anzuregen, um den Bewegungsablauf und die Muskelkräfte zu unterstützen. Dadurch sollen Funktionseinschränkungen gemindert oder zumindest ihre Verschlimmerung verhindert werden, damit Mobilität und Leistungsfähigkeit gesteigert werden können. Ziel ist es, eine möglichst große Selbstständigkeit des Kindes und eine gute Integration in die Gesellschaft zu erreichen.

3. Physiotherapeutische Behandlung

Bei der Behandlung unterscheidet man zwischen passiven und aktiven Techniken. Im Prinzip stehen sich zwei unterschiedliche Konzepte gegenüber. Sie werden getrennt angewendet, können jedoch auch bei einem Kind miteinander verzahnt werden.

Passive Techniken betreffen die Lagerung, die Mobilisierung oder die Streckung. Bei sehr starker Bewegungseinschränkung muss man verhindern, dass sich die Patienten wund liegen. Es ist wichtig, grundlegende Bewegungsmuster der Arme und Beine nachzuahmen, um Muskulatur, Gelenke und Sehnen immer wieder aus der gehaltenen Position zu holen. Nachweislich kann dadurch Versteifungen vorgebeugt werden. Hier können auch Kneipp'sche Verfahren mit Güssen und Waschungen unterstützend wirken, da sie Reize setzen, die die Durchblutung der Haut, aber auch tiefer gelegener Schichten fördern. Ein weiteres Ziel der Therapie ist es, geeignete Orthesen und Hilfsmittel zu verwenden (von einfachen Hilfen bei der Lagerung bis hin zur geeigneten Rollstuhlversorgung), die die Mobilität und die Selbstständigkeit der Kinder im Alltag verbessern.

Aktive Techniken regen Bewegungen an, und zwar mit und ohne unterstützende Geräte: Halten, Gehen (Gangschulung), Atmen. Die wohl am häufigsten angewandte Methode mit aktiven und passiven Techniken ist die Physiotherapie auf neurophysiologischer Grundlage, die in ihren Grundzügen seit Mitte des letzten Jahrhunderts angewendet wird. Die Idee dahinter: Durch die Anlagestörung im zentralen Nervensystem kommt es zu Funktionsschäden. Diese führen dazu, dass bestimmte Entwicklungsschritte nicht vollzogen werden können und die Ausreifung des Gehirns mit der Ausreifung von Haltung und Bewegungen mangelhaft koordiniert ist. Man vermutet, dass die krankengymnastische Behandlung auf neurophysiologischer Grundlage die Zentren der motorischen Steuerung dauerhaft beeinflusst, mit der Folge, dass abnorme Bewegungsabläufe vermindert werden und dass eine bessere Koordination der Motorik erreicht werden kann.

4. Zerebrale Bewegungsstörungen ganzheitlich behandeln

Physiotherapie allein wird Kindern mit zerebralen Bewegungsstörungen kaum helfen, sie muss in ein Gesamtkonzept eingebunden werden. Dazu gehören weitere Maßnahmen wie Ergotherapie, Logopädie und/oder pädagogische Beratung, falls nicht nur motorische Funktions- und Fähigkeitsstörungen bestehen. Statt der Physiotherapie auf neurophysiologischer Grundlage können andere physiotherapeutische Techniken eingesetzt werden: aktives und passives Mobilisieren des Bewegungsapparats, manuelle Therapie oder Chirotherapie, Krafttraining, das forcierte Üben der betroffenen Seite bei Halbseitenlähmungen, Laufbandtraining, Kneipp'sche Verfahren und vieles andere.

Physiotherapie nach dem Vojta-Konzept

Der Arzt Prof. Dr. Vačlav Vojta (1917–2000) stammte aus Böhmen und entwickelte seit Anfang der Fünfzigerjahre des letzten Jahrhunderts zunächst in Prag, dann in Deutschland grundlegende und weitreichende Konzepte zur Behandlung von Kindern mit Koordinationsstörungen. Diese Konzepte basieren auf der Annahme, dass Störungen Mängel sind, welche die Anpassung an die Ausgangslage, die Aufrichtearbeit und die Fortbewegung betreffen. Sie gehen davon aus, dass der Körper auf verschiedene Reize mit einem bestimmten Muster an Bewegung oder Haltung reagiert. Diese Einheit bezeichnet Vojta als Koordinationskomplex. Kennt ein Therapeut die Antworten des Körpers auf bestimmte Reize, kann er solche Reize gezielt einsetzen, um bei einem Kind fehlgeleitete Bewegungsabläufe in die richtigen Bahnen zu lenken. Grundlegende Begriffe bei Vojta sind das »Reflexkriechen«, die »Reflexlokomotion« und das »reflektorische Drehen«.

Das Reflexkriechen hat bei einem Säugling zum Beispiel folgendes Muster: Wenn das Kind auf dem Bauch liegt, wendet es Kopf und Gesicht zu der Körperseite, die bewegt werden soll. Der Rumpf wird in Richtung Hinterkopf verlagert, das Gewicht muss dann von den Armen und Beinen ebenso wie vom Rumpf aufgenommen werden. Dadurch entsteht eine Art Reflex, da die Schwerkraft auch noch ins Spiel kommt. Durch diesen Reflex kommt es zu einer Aufrichtung im Rumpfbereich, die nicht belastete Körperseite verkürzt sich und bestimmte Muskelgruppen stemmen sich ein. So kommt es zu einer koordinierten Aufrichtearbeit, der Kopf wendet sich zur Seite, und die entlastete Seite kann dann einen ausgreifenden Schritt übernehmen. Dann wird wieder das Gewicht verlagert, und es beginnt alles von vorne, nur mit der gegenüberliegenden Seite.

Die Vojta-Therapie unterscheidet sich grundlegend von anderen Physiotherapie-Techniken, da bei ihr nicht einfach Bewegungsfunktionen trainiert werden (wie Greifen, Umdrehen vom Rücken auf den Bauch oder Gehen). Vielmehr aktiviert diese Therapie die sogenannte Reflexlokomotion, und dadurch erhält das Zentralnervensystem Zugriff auf Teilmuster der Bewegung.

Die Vojta-Therapie wird von vielen Kindern und Eltern als anstrengend oder schmerzhaft empfunden, was oft zu einer Ablehnung führt. Nach einer Behandlung können dem betroffenen Kind aber die richtigen Bewegungsmuster spontaner zur Verfügung stehen. Durch regelmäßige Wiederholung wird im Gehirn die normale Bewegung abgespeichert, sodass sie allmählich auch schmerzfrei ausgeübt werden kann.

Physiotherapie nach dem Bobath-Konzept

Die Physiotherapeutin Berta Bobath (1907–1991) und ihr Mann Karel (1906–1991), der Neurologe und Kinderarzt war, riefen in den Vierzigerjahren des letzten Jahrhunderts das Konzept der »entwicklungsneurologischen Behandlung« ins Leben. Es basiert auf der Beobachtung von Menschen mit Zerebralparese, einer durch Schäden im Gehirn ausgelösten Lähmung. Die Bobaths beobachteten, dass bei Menschen mit einer einseitigen, spastischen, nicht schlaffen Lähmung sich wiederholende Bewegungsversuche stattfinden, die jedoch nicht vollständig ausgeführt werden können und sich besonders in psychischen und physischen Belastungssituationen offenbaren. Eine Verbesserung des unvollkommenen Bewegungsablaufs kann durch eine Senkung des Muskeltonus erreicht werden, unter Hinzunahme einer dynamischen Gestaltung. Die Therapie gestaltet sich alltagsnah und mit funktionell orientierten Bewegungsabfolgen. Man spricht in diesem Zusammenhang von »Handling«. Gemeint sind das Einbeziehen therapeutischer Prinzipien in den Alltag sowie alle Maßnahmen, die zur Erleichterung im Umgang der Eltern und Therapeuten mit den Kindern dienen. Bei der Pflege (z. B. beim Lagern, Wickeln, Anziehen oder Baden), beim Essen, bei der Selbstversorgung oder im Spiel sollen pathologische Bewegungsabläufe vermieden oder gemildert werden.

Beim Bobath-Konzept ist es wichtig, dass die Eltern verstehen, welche Fertigkeiten oder Fähigkeiten von ihrem Kind erwartet werden können. Es ist auch wichtig, flexible Ziele zu setzen, die dem Entwicklungsstand im motorischen, mentalen und psychischen Bereich entsprechen und dann im Alltag zu einer Verbesserung der Selbstständigkeit beitragen sollen.

Atemtherapie

Atmen ist lebenswichtig. Jede nennenswerte Behinderung der Atmung wird rasch als lebensgefährliche Bedrohung erlebt. Der Weg zur Panik, die dann die Atemnot verschlimmert, ist in solchen Fällen nicht weit. Andererseits drückt sich in der Atmung unsere innere Verfassung aus. Dies zeigt sich auch im Sprachgebrauch: Wenn wir in seelischer Bedrängnis sind, benutzen wir oft Metaphern, die sich auf die Atmung beziehen: »Da bleibt mir die Luft weg« – »Ich bekomme keine Luft mehr« – »Er/sie raubt mir die Luft zum Atmen« – »Er/sie ist atemberaubend« –« Es herrscht dicke Luft zwischen den beiden« – »Die Atmosphäre ist angespannt«.

Atemtherapie kann in vielerlei Hinsicht Erleichterung schaffen. Wir wenden sie bei körperlichen und seelischen Störungen bzw. Erkrankungen an. Eine Trennung zwischen körperlichen und seelischen Beschwerden ist auch hier kaum möglich, denn jede Art von Beeinträchtigung der Atmung hat unmittelbare seelische Konsequenzen, mehr als bei jedem anderen Organ. Alle im Folgenden genannten therapeutischen Maßnahmen entwickeln selbstverständlich einen starken Placebo-Effekt, aber nicht nur. Dies ist auch gewollt. Ob man sich zu den eher esoterischen Atemtherapeuten hingezogen fühlt, die »im Rahmen einer transpersonalen Psychologie ein differenziertes Atemgewahrsein und ein ganzheitliches Verständnis für körperlich-seelische Prozesse« lehren und dabei den »Aufbau der inneren Wirbelsäule und der Atemräume unter Einbeziehung der Feinstofflichkeit von Drüsen und Organen vermitteln«, oder zu den eher körperbezogenen Physiotherapeuten, muss jeder für sich entscheiden.

Atemtherapie bei körperlichen Krankheitsbildern

Viele atemtherapeutische Maßnahmen lassen sich in der Kinderarztpraxis durchführen. Dabei darf man nie vergessen: Kinder lernen in der Regel nur am Beispiel. Die Eltern, der Atemtherapeut und der Kinderarzt müssen also die Übungen ausführlich zeigen oder zusammen mit dem Kind durchführen. Älteren Kindern kann man den Sinn der einen oder anderen Übung erklären, wichtig ist aber immer das konkrete Beispiel, die konkrete Anleitung. Bei schweren Krankheitsbildern oder falls Zeit und Personal in der Praxis nicht ausreichen, empfiehlt sich die Zusammenarbeit mit ausgebildeten Physiotherapeuten bzw. Atemtherapeuten.

Krankheitsbilder, die (nicht nur) bei Kindern einer Atemtherapie zugänglich sind

- Alpha1-Antitrypsinmangel
- Asthma bronchiale
- Angeborene und erworbene Bronchiektasien
- Bronchiolitis

- Bronchitis
- Cystische Fibrose (Mukoviszidose)
- Verschiedene Atemstörungen
- Chronische und akute Hyperventilation
- Kartagener-Syndrom
- Lungenfibrose
- Neuromuskuläre Erkrankungen
- Reizhusten
- Chronischer Schnupfen
- Stimmband-Dysfunktion (Vocal Cord Dysfunction)

Einige Beispiele dafür, was Atemtherapie bewirken kann, sollen hier beschrieben werden.

Atemhilfe bei Pseudokrupp

Die Halswirbelsäule sollte leicht überstreckt sein. Das Kind sollte zu einem schnüffelnden, möglichst langsamen Einatmen durch die Nase angeleitet werden. Durch die Nasenatmung wird die Atemluft angefeuchtet und eine laminare Strömung erreicht, sodass die Enge in den tieferen Atemwegen leichter überwunden werden kann. Ein Hustenreflex, der durch kalte Luft ausgelöst werden könnte, wird dadurch vermieden bzw. gemildert. Hektische, schnelle Atmung führt nur dazu, dass zu wenig von der eingeatmeten Luft die Lunge erreicht. Wenn das Kind mit geschlossenen Lippen (wie beim Gähnen) den Unterkiefer etwas senken kann, verbessert sich der Luftstrom beim Einatmen. Bei der Ausatmung ist die dosierte Lippenbremse sinnvoll (siehe unten).

Atemtherapie bei Asthmaanfall und obstruktiven Atemwegserkrankungen

Drei Faktoren führen zur Verengung der Atemwege, wie sie für das Asthma bronchiale typisch ist:

- In den Bronchien bildet sich sehr zäher, glasiger Schleim.
- Die Schleimhäute der Bronchien sind durch entzündliche Vorgänge verdickt.
- Die glatte Muskulatur in den Bronchien zieht sich zusammen und verringert so deren Durchmesser.

Dies führt dazu, dass die Luft relativ leicht in die Lunge gelangt, aber sehr schlecht ausgeatmet werden kann. Dadurch verlängert sich die Ausatmung. Bei einem heftigen Hustenstoß oder einer stark beschleunigten kraftvollen Ausatmung entsteht häufig das Phänomen der gefesselten Luft (siehe unten).

Kindern kann man das leicht erklären: Wenn in einem Kaufhaus viele Leute gleichzeitig durch eine Drehtür wollen, bleiben alle stecken. Nur wenn langsam einer nach dem anderen die Drehtür benutzt, können alle das Kaufhaus verlassen.

Für diese Verlangsamung, die sich auf die Atmung übertragen lässt, benutzen wir die *Lippenbremse:*

1. Wir atmen langsam und tief durch die Nase ein und zählen dabei in Gedanken mit.
2. Die Ausatmung dauert doppelt so lange wie die Einatmung.
3. Bei der Ausatmung pressen wir die Lippen aufeinander und lassen die Luft langsam durch die geschlossenen Lippen entweichen (Lippenbremse). Kleinere Kinder halten die Hand vor den Mund und sagen immer wieder Papa, Papa, Papa.

Atemerleichternde Stellungen

- **Kutschersitz**
  In der Art eines dickbäuchigen Bierkutschers sitzt das Kind breitbeinig auf dem Stuhlrand und stützt sich mit beiden Händen oder den Ellbogen auf den Knien ab. Bauch und Brustkorb schwingen frei, durch das Abstützen wird die Atemhilfsmuskulatur aktiviert.

- **Grüblersitz**
  Das Kind sitzt breitbeinig auf dem Stuhl, die Arme liegen auf dem Tisch, der Rücken ist leicht geneigt, der Kopf liegt bequem auf den Armen, Bauch und Brustkorb schwingen frei.

- **Schneidersitz**
  Das Kind sitzt mit einer Rolle unter den Knien auf einem Stuhl, einem Hocker oder seinem Bett möglichst entspannt nach hinten gelehnt. Seine Arme werden seitlich mit Kissen unterlegt, der Bauch kann sich frei bewegen.

- **Hängebauchlage**
  Das Kind kniet auf dem Bett oder einer nicht zu weichen Unterlage, die angewinkelten Arme werden nach vorn auf die Unterlage oder ein Kissen gelegt, der Kopf liegt entspannt auf den Händen, möglichst zur Seite gedreht. Der Rücken ist leicht gebeugt, die Knie etwas gegrätscht, sodass sich Bauch und Brustkorb frei bewegen können. Beim Säugling wird unter das Becken eine größere und unter den oberen Brustkorb und die Achseln eine kleinere Rolle gelegt. Auch hier soll sich der Bauch ungehindert bewegen können.

Schraube zur Atemerleichterung

Die therapeutische Körperstellung »Schraube« wird zu jeder Seite drei bis fünf Mal durchgeführt: Das Kleinkind liegt dazu in der Rückenlage auf dem Oberschenkel der Mutter oder des Vaters oder auf dem Wickeltisch. Becken und Schultergürtel werden in dieser Position gegeneinander verdreht, z. B. der rechte Beckenkamm nach links und die linke Schulter nach rechts. Der Arm kann dabei gestreckt werden. Durch die »Verdrehung« von Becken und Schultergürtel findet eine Rotation der Brustwirbelsäule statt, die abwechselnd eine Erweiterung verschiedener Lungenpartien bewirkt. In dieser Stellung soll das Kind ca. zehn Mal atmen. Danach wird das Kind wieder in die Rückenlage gedreht, damit es sich ausruhen kann. In der Regel atmen die Kinder jetzt tiefer, was man an der Bauchbewegung erkennen kann. Durch die »Schraube« wird der Brustkorb des Kindes abwechselnd nach jeder Seite überdehnt, das Sekret mobilisiert, eine Atemzugvertiefung erreicht und das Sekret leichter abtransportiert. Am besten lassen Sie sich von Ihrem Arzt oder einem Helfer zeigen, wie Sie die Schraube spielerisch bei Ihrem Kind anwenden können.

Kontaktatmung

Eine vertiefte Atmung kann vor allem bei kleinen Kindern nicht immer durch gutes Zureden oder Vormachen erreicht werden. Hier empfiehlt sich die Kontaktatmung: Die Hand von Vater oder Mutter liegt auf dem oberen Teil des Brustkorbes und unterstützt das Einatmen durch eine Bewegung kopfwärts mit leichtem Druck und die Ausatmung durch eine leichte Bewegung in Richtung Bauch. Dieses Handauflegen beruhigt Kind und Atmung, vor allem wenn die Eltern es mit ruhigen Worten begleiten. Beim älteren Kind kann man die Kontaktatmung auch im Sitzen gestalten: Man steht hinter dem sitzenden Kind, hält beide Hände an den Brustkorb, begleitet und lenkt somit die Atmung (z. B. im Asthmaanfall oder bei einem Anfall von Hyperventilation).

Wattebausch am Küchentisch

Kleinkindern bewusstes Atmen beizubringen erfordert Kreativität: Aufforderungen wie »Atme mal tief und fest!« oder: »Inhaliere jetzt bitte so, wie der Doktor es dir gezeigt hat!« sind meist in den Wind gesprochen. Mit ein paar Wattebäuschen am Küchentisch können Eltern jedoch ganz spielerisch ihr Ziel erreichen: An einem großen Küchentisch sitzen sich Eltern, Geschwister und der kleine Patient gegenüber und versuchen, Wattebäusche in das gegnerische Feld zu blasen. Durch Strohhalme oder kurze (10 cm lange) Blasrohre von der Dicke eines Gartenschlauchs kann eine Ausatembremse erzeugt werden, wie sie für die Behandlung des Asthma bronchiale sinnvoll ist.

Und noch ein Trick: Der oft auftretende Kampf am elektrischen Inhalationsgerät kann reduziert werden, wenn man – um nur ein Beispiel zu nennen – dem widerspenstigen Dreijährigen erlaubt, vor der eigentlichen Inhalation den aus dem Gerät kommenden Nebel »wegzublasen«: Der Inhalator wird zu diesem Zweck nur mit physiologischer Kochsalzlösung befüllt, die ohne Maske oder Mundstück in Richtung des Kindes vernebelt wird. Dieses wird aufgefordert, kräftig dagegen zu blasen, sodass der Nebel verschwindet. Das anschließende tiefe Einatmen kommt dann ganz automatisch und wird nicht mehr als Zwang erlebt.

Autogene Drainage

Die Autogene Drainage wird vor allem von Mukoviszidose-Kindern praktiziert. Sie ist eine Selbsthilfetechnik, um Sekrete aus den Atemwegen zu entfernen. Die Kinder können damit den Schleim ohne fremde Hilfe entfernen und erlangen so größere Unabhängigkeit. Die in Belgien entwickelte Technik wurde vom

Arbeitskreis Physiotherapie des Mukoviszidose e. V. übernommen und modifiziert.

Das Kind atmet vertieft und langsam durch die Nase ein. Dabei bewegen sich Bauch und Brustkorb. Am Ende der Einatmung folgt eine Atempause von zwei bis drei Sekunden. Die Ausatmung geschieht zunächst passiv und wird erst gegen Ende aktiv unterstützt (aktiv-passive Ausatmung). Die Länge der Ausatmung richtet sich nach der Menge und Verteilung des Schleims in den Atemwegen: Bei wenig Schleim in den großen Atemwegen ist die Ausatmung länger, bei viel Schleim in den großen Atemwegen ist die Ausatmung kürzer und kraftvoller. Die Autogene Drainage kann im Sitzen und im Liegen durchgeführt werden, der Patient sollte beim Sitzen aufgerichtet sein und sich in dieser Stellung wohlfühlen und entspannen können. Der Patient kontrolliert mit den Händen die Bewegungen von Bauch und Brustkorb. Gleichzeitig kann er die Vibrationen am Brustkorb spüren, die durch den Transport des Schleims in den größeren Atemwegen und in der Luftröhre entstehen. Sobald der Schleim bis zum Beginn der Luftröhre gelangt oder bis zum Kehlkopf transportiert worden ist, kann er leicht und ohne Anstrengung abgehustet oder durch Räuspern abgegeben werden. Wie beim Asthma bronchiale wird gegen einen Widerstand ausgeatmet, um einen Bronchialkollaps oder eine Verkrampfung der Bronchialmuskulatur, wie sie bei überempfindlichen Bronchialsystemen häufig entsteht, zu verhindern.

Hustendämpfung bei unproduktivem Husten

Zu Beginn einer Bronchitis, wenn die Schleimhäute entzündet sind, aber sich noch kaum Schleim gebildet hat, entsteht in der Regel ein oft quälender, aber unproduktiver Husten. Das Kind sollte sich räuspern, wenn sich der Hustenreiz nicht mehr unterdrücken lässt. Wenn es trotzdem husten muss, lassen Sie es gegen die vor den Mund gehaltene Hand husten. Sie verhindern damit das »Steckenbleiben« der Luft in den Atemwegen, sodass die Hustenrezeptoren nicht noch weiter gereizt werden.

Atemtherapie in der Psychosomatik

Die Atemtherapie ist oft Teil einer psychosomatischen Behandlung, die aus verschiedenen Elementen besteht. Hierbei ist es meist unwichtig, ob die Störung der Atmung ursprünglich seelisch oder körperlich ausgelöst wurde; in der Regel lässt sich beides ohnehin nicht trennen. Ein Beispiel dazu:

FALLBEISPIEL:
Brüllen wie ein Löwe

Die leibliche und die Tagesmutter eines vierjährigen Jungen lagen ständig im Streit, wer wohl die bessere Mutter sei. Die leibliche Mutter hatte für ihren asthmakranken Sohn wenig Zeit; sie war beruflich stark eingespannt. Ungeduldig überwachte sie die Entwicklung ihres Sohnes, der so gar nicht ihren Idealvorstellungen entsprechen wollte. Er war sensibel und zart, kein durchsetzungsstarker Junge, wie sie ihn sich gewünscht hätte. Auch mit der warmherzigen, aber zu depressiven Verstimmungen neigenden Tagesmutter war sie unzufrieden. Oft demütigte sie die andere Frau vor dem Jungen. Die Tagesmutter wiederum beschränkte sich auf verdecktes, subversives Agieren gegenüber ihrer Chefin vor dem Kind. Der Vater trat nicht in Erscheinung.

Hilflos keuchend stand der Junge immer wieder zwischen seinen beiden »Müttern«, wenn wieder einmal dicke Luft herrschte. Allergische Mitursachen spielten eine untergeordnete Rolle. Intensive Elternarbeit fand ebenso statt wie eine Behandlung mit Medikamenten. Der entscheidende therapeutische Durchbruch gelang jedoch erst, als der Junge in der Atemtherapie »wie ein Löwe« brüllen lernte. Ich erinnere mich noch gut, wie er sein Brüllen-Können in der Sprechstunde demonstrierte: Er stellte sich breitbeinig hin, stützte sich mit beiden Armen auf seine Knie, holte tief Luft, atmete langsam aus und ließ dabei einen kräftigen, durchaus beeindruckenden »Brüllton« hören. Zunächst übte er diese neue Kraft in Abwesenheit seiner beiden Mütter, dann mit dem Vater, dem seine neue Rolle in der Familie eindeutig guttat. Erst ganz zum Schluss wurden die Mütter mit den »neuen Tönen« konfrontiert.

Atemtherapie gegen Angst, Niedergeschlagenheit und Mobbing

Die Atemtherapie ist auch Teil einer Verhaltenstherapie, die wir häufig bei verschiedenen Angstzuständen und Selbstwahrnehmungsstörungen einsetzen: allgemeine Niedergeschlagenheit, Angst im Familienkonflikt, Mobbing unter Kindern und Jugendlichen, Störung der Selbstwahrnehmung in der Pubertät. Die Körpersprache des betroffenen Kindes ist eindeutig: Der Rücken ist gebeugt, der Kopf gesenkt, die Schultern fallen nach vorn, die Arme hängen nach unten, die Atmung ist flach. Kinder, die sich so ihren Klassenkameraden präsentieren, werden leicht Opfer von Mobbing und Gehässigkeit, was ihre Niedergeschlagenheit noch verstärkt. Ein Teufelskreis entsteht.

Doch dieser Teufelskreis ist unter Umständen leicht zu durchbrechen: Man kann ein Kind durchaus davon überzeugen, dass sich seine Mitschüler eher auf ihr potenzielles Opfer stürzen und es hänseln, wenn es wie ein geprügelter Hund durchs Klassenzimmer schleicht. Eine aufrechte Haltung nötigt den anderen hingegen Respekt ab. Manchmal gehört ein wenig Schauspielerei dazu, dem Kind die Reaktion seiner Umgebung auf eine veränderte Körpersprache darzustellen. Schwerer ist es, das Kind davon zu überzeugen, dass sich auch seine innere Verfassung verbessert, wenn es auf Körperhaltung und Atmung achtet. Im Englischen gibt es dazu das schöne Sprichwort: »Fake it till you make it« – Tu so, als ob, bis du es richtig kannst. Manchmal muss man den Kindern das Versprechen abnehmen, dass sie zu Hause vor dem Spiegel und später im Klassenzimmer vor den anderen Mitschülern eine selbstbewusste Körperhaltung und eine tiefere selbstbewusstere Atmung einüben. Die Übungen zu Hause vor dem Spiegel können durchaus durch Affirmationen (autosuggestive Sätze) unterstützt werden.

Hyperventilationstetanie

Die Hyperventilationstetanie ist eine typische »Teenagerkrankheit«, die nicht selten auch bei asthmakranken Kindern auftritt. Betroffen sind oft Mädchen im Alter von zwölf bis vierzehn Jahren, junge Teenager, die angesichts der großen Veränderungen, die die Pubertät in körperlicher, emotionaler und sozialer Hinsicht mit sich bringt, unsicher werden und sich stark nach innen wenden. Aber natürlich kann die Hyperventilationstetanie auch in anderen Altersgruppen auftreten.

Was geschieht? Aus oft nicht sofort erkennbarem Anlass steigert sich, meist unbewusst, die Atemfrequenz. Hierdurch verliert der Körper zu viel Kohlendioxid. CO_2 liegt zu etwa 80 Prozent im Blut als Bikarbonat gelöst vor, spielt also als Säure eine nicht unerhebliche Rolle für den pH-Wert des Organismus. Der Säureverlust verschiebt den Säure-Basen-Haushalt. Das hat zur Folge, dass der Calciumspiegel im Blut absinkt und es zu Muskelkrämpfen (Tetanie) kommt. Begleitet wird dies durch Unruhe, Angst, ein

Gefühl des Ameisenlaufens sowie ein pelziges Gefühl in den Händen. Weitere gravierende Symptome sind Muskelkrämpfe v. a. der Hände, die zur charakteristischen Pfötchenstellung führen, Schmerzen in der Herzgegend, Durchblutungsstörungen von Händen und Füßen, Sehstörungen, Kopfschmerzen, Müdigkeit, Schwindel, Benommenheit. Im Vordergrund steht eine erhöhte und vertiefte Atmung mit schwerer Atemnot. Später können auch Lähmungen und Bewusstseinsstörungen auftreten.

Die Atemnot lässt einen Teufelskreis entstehen, der in Todesangst münden kann.

Eine einfache, aber hoch effektive Behandlung des *akuten* Anfalls besteht darin, den Säureverlust durch die Rückatmung der ausgeatmeten Luft auszugleichen. Man sammelt die ausgeatmete Luft in einem Plastiksack oder einer Papiertüte, aus dem der/die Betroffene weiteratmet. Falls verfügbar, kann zusätzlich Sauerstoff gegeben werden, dies dient aber eher der Beruhigung.

Die tiefer liegende Ursache ist mit der Behandlung des akuten Anfalls aber nicht beseitigt. Man hilft den Betroffenen wenig, wenn man sie über die relative Harmlosigkeit und die leichte Behandelbarkeit der Störung aufklärt. Sie fühlen sich dann nicht ernst genommen, die Unsicherheit verstärkt sich, und es wird sicher wieder zu einem Anfall kommen. Andererseits sollte das Problem aber auch nicht zu sehr vertieft werden; nicht jedes hyperventilierende Mädchen muss zum Psychotherapeuten. Wichtig ist zu wissen, dass Menschen mit Ängsten, chronischer Stressbelastung und Verspannungen oft flach und unergiebig atmen.

Sinnvoll wäre es, betroffenen Mädchen ein wenig von ihrer inneren Unsicherheit zu nehmen, sie über das normale Auf und Ab von Beziehungen im Jugendalter aufzuklären oder ihnen einfach nur Mut zuzusprechen.

Eine vertiefte Atemtherapie hilft, das Vertrauen in den eigenen Körper wiederzuerlangen. Atemübungen, wie sie auch beim

Asthma bronchiale sinnvoll sind, können und sollten eingeübt werden. Dadurch gelingt es, einen drohenden Hyperventilationsanfall frühzeitig abzubrechen. Eine erfolgreiche Atemtherapie stärkt auch das Selbstbewusstsein. Ähnliches gilt für die Progressive Muskelentspannung (siehe Kapitel III). Sie vermittelt gerade unsicheren jungen Patientinnen ein positives Gefühl der Kontrolle über ihren eigenen Körper, was erheblich zur Stärkung des Selbstbewusstseins beiträgt.

Auf keinen Fall sollte man die Hyperventilationstetanie als Spinnerei abtun. Zur emotionalen Entlastung meiner jungen Patientinnen berichte ich gern von einem Erlebnis als junger Medizinalassistent an einem bayerischen Kreiskrankenhaus. Ich hatte meine praktische Ausbildung gerade erst begonnen, als ich zu einem erwachsenen Patienten gerufen wurde, einem etwa dreißigjährigen Mann mit großen beruflichen und partnerschaftlichen Problemen. Er hatte in seiner Angst so geschrien, dass die gesamte Belegschaft der Station auf den Beinen war und sich vor dem Krankenzimmer versammelt hatte. Als ich das Zimmer betrat, sah ich alle Symptome einer Hyperventilationstetanie. Eine Schwester redete auf ihn ein und versuchte ihn zu beruhigen. Seine Frau weinte, sie teilte seine Todesangst. Ich schickte die Frau vor die Tür, um ihr den Anblick zu ersparen, griff nach einer Plastiktüte und hielt sie dem Mann vor das Gesicht. In kürzester Zeit hatte er sich beruhigt und saß tief atmend, aber relativ ruhig auf seinem Bett. Ich war als junger unerfahrener »Lehrling« vollkommen überrascht von dem schnellen Erfolg und vergaß, die Ehefrau des Patienten sofort wieder hereinzuholen. Nach ein bis zwei Minuten ging ich vor die Tür. Die Frau sah mich mit großen Augen an und fragte mich: »Habts'n jetzt umbracht?« (Habt ihr ihn jetzt umgebracht?)

Die Heilkraft der Pflanzen

Wenn in einer naturheilkundlich orientierten Kinderarztpraxis Medikamente verabreicht werden müssen, stehen pflanzliche Mittel an vorderster Stelle. Auch wenn diese Heilmittel von vielen Eltern heute für ihre Kinder aktiv nachgefragt werden – sie gelten als schonend, »sanft« und arm an Nebenwirkungen –, ist die Pflanzenheilkunde an sich keine neue Entwicklung, sondern begleitet den Menschen im Grunde genommen von Anfang an.

Tatsächlich hat die Evolution der Pflanzenheilkunde (Phytotherapie) vor sehr langer Zeit begonnen, und zwar nicht nur in der Humangeschichte, sondern auch im Tierreich: Man hat beispielsweise beobachtet, dass Affen verkohltes Holz verzehren, wenn sie an Durchfallerkrankungen leiden. Die Humanmedizin benutzt Kohle-Compretten (»Carbo medicinalis«). Papageien im brasilianischen Regenwald nehmen Tonerde auf, bevor sie bestimmte Beeren verzehren, die ansonsten giftig wirken würden. Wir verwenden Kaolin, auch eine Tonerde, in Fertigpräparaten bei Durchfällen.

Die Pflanzenheilkunde ist eine der fünf Säulen der Kneipp'schen Gesundheitslehre. Das ist historisch sehr gut nachvollziehbar. Die moderne Phytotherapie hat sich seit den Zeiten Sebastian Kneipps aber weit fortentwickelt. Die Mystik, die sich in vergangenen Zeiten um manche Heil- und Zauberpflanze gerankt hat, ist – manche sagen: leider – vorbei. Die moderne Phytotherapie versteht sich als integraler Bestandteil einer rational betriebenen Pharmakotherapie. Das bedeutet, dass pflanzliche Arzneimittel grundsätzlich den gleichen Kriterien bezüglich Wirksamkeit und Unbedenklichkeit unterliegen wie synthetische Präparate. Phytopharmaka werden nach den Kriterien überprüft, die allgemein als wissenschaftlicher Standard gelten.

Die wissenschaftliche Medizin greift seit Jahrhunderten auf Heilmittel zurück, die ihren Ursprung in der Natur haben. Beispiele hierfür sind Herzglykoside, viele Haut-Heilmittel und Abführmittel, manche Schmerzmittel (so z. B. Aspirin aus der Weidenrinde), Antibiotika, Alkaloide (Morphin), Hormone und viele andere.

Auch die meisten heute verwendeten Asthmamittel wurden in der Vergangenheit durch sorgfältige klinische Beobachtungen entdeckt und nicht in pharmazeutischen Labors entwickelt. Fast alle sind Weiterentwicklungen von Drogen der Erfahrungsmedizin.

Betasympathiko-Mimetika blicken auf eine fast sechstausendjährige Geschichte zurück: Bereits im alten China wurde Ephedrakraut (*Ephedra sinensis, vulgaris* u. a.) zur Behandlung Asthmakranker eingesetzt. Erst im zwanzigsten Jahrhundert konnte der Hauptwirkstoff dieser Pflanze identifiziert werden: Ephedrin war der Ausgangspunkt zur Weiterentwicklung der verschiedenen Betamimetika, die wir heute benutzen können. Auf eine besonders lange Geschichte kann auch der schwarze Tee (*Tea sinensis*) zurückblicken, der allerdings im alten China vorwiegend als Genussmittel benutzt wurde. Die Legende erzählt, dass für einen chinesischen Kaiser während eines Ausflugs heißes Wasser zubereitet wurde. Der Wasserkessel stand unter einem Teestrauch. Als zufällig Blätter in den Kessel fielen, entstand so der erste Tee. Nach seiner Mittagsruhe erwachte der Kaiser, kostete davon und dankte dem Himmel für dieses Geschenk. Erst im vergangenen Jahrhundert wurde Theophyllin als Wirkstoff entdeckt und zunächst – wegen seiner entwässernden Wirkung – bei Herzleiden eingesetzt. Nach dem Zweiten Weltkrieg fand Theophyllin Eingang in die Asthmatherapie, wird aber inzwischen wegen seiner Nebenwirkungen kaum mehr eingesetzt. Im Mittelalter rauchte man in Europa Asthmazigarren mit pflanzlichen Wirkstoffen, aus denen sich die Parasympathiko-Mimetika der modernen Asthmatherapie herleiten.

Pflanzliche Arzneimittel und ihre Anwendungsgebiete

Lehrbücher der Kinderheilkunde erwähnen pflanzliche Arzneimittel seltsamerweise kaum, obwohl sie in der täglichen Praxis einen hohen Stellenwert besitzen. Andererseits scheinen manche Lehrbücher der Phytotherapie die Kinder als eigenständige Patientengruppe vergessen zu haben. Kinder sind aber keine kleinen Erwachsenen, und die Anwendung auch von pflanzlichen Arzneimitteln muss klar definierten, auf den einzelnen Patienten und seine Beschwerden abgestimmten Regeln folgen.

Viele pflanzliche Arzneimittel eignen sich aufgrund ihrer über Jahrhunderte gesicherten Unbedenklichkeit zu Selbstmedikation. Dabei sollte die Frage, ob in der Selbstmedikation neben Fertigpräparaten auch Haustees nach alten Rezepturen benutzt werden können, nicht zur Grundsatzfrage hochstilisiert werden. Tees sind in der Regel schwächer wirksam als Fertigarzneimittel, oft reicht aber im konkreten Einzelfall bereits diese schwächere Wirkung aus.

Pflanzliche Arzneimittel sind bei einer Reihe von Erkrankungen synthetischen Präparaten gleichwertig oder überlegen, sodass sie das Spektrum therapeutischer Möglichkeiten sinnvoll ergänzen können. In der Kinderheilkunde gilt dies insbesondere für:

- Erkältungskrankheiten
- Entzündungen im Hals- und Rachenraum
- Bronchitis (Husten)
- Sinusitis (Schnupfen)
- Obstruktive Bronchitis und durch einen Infekt ausgelöstes Asthma bei Kleinkindern

- Asthma bronchiale (nur ergänzend!)
- Magen-Darm-Erkrankungen
- Manche allergischen Erkrankungen
- Hauterkrankungen (v. a. Atopisches Ekzem bzw. Neurodermitis)
- Unruhezustände
- Harnwegsinfektionen
- Infektanfälligkeit (nur begrenzt)

Im Folgenden werden eine Reihe von Pflanzen mit ihren Wirkstoffen und Wirkweisen geschildert, und zwar bezogen auf die wichtigsten Krankheitsbilder, bei denen sie eingesetzt werden.

Atemwegserkrankungen

Infekte der Atemwege spielen in der täglichen Praxis des Kinderarztes eine sehr große Rolle. Da ist ein Rezept für Hustensaft schnell ausgestellt – aber so einfach ist es nicht. Denn pflanzliche Arzneimittel stehen in der Rangordnung sinnvoller Maßnahmen zwar weit oben, aber nicht an erster Stelle. Zunächst ist abzuwägen, ob ein aufmerksames, abwartendes Beobachten des spontanen Verlaufs einer Erkrankung nicht ausreicht oder ob (das wäre dann das andere Extrem) gezielte Antibiotikagaben nötig sind. Häufig reichen ansteigend heiße Fußbäder und andere Kneipp'sche Techniken, oft auch Nasenspülungen mit physiologischer Kochsalzlösung. Danach können Erkältungstees eingesetzt werden, gefolgt von pflanzlichen Arzneimitteln (Fertigpräparate). Bei häufig wiederkehrenden Infekten ist ein Kneipp'sches Immuntraining hilfreich, in selteneren Fällen auch eine Immuntherapie mit Bakterienextrakten. Echinacea-Präparate bringen nur äußerst selten den gewünschten Erfolg.

Bei Erkältungskrankheiten bzw. Katarrhen der oberen Luftwege kennt die Pflanzenheilkunde eine Fülle von Arzneimitteln bzw. Arzneipflanzen, die je nach klinischer Situation eingesetzt werden. Die Auswahl ist groß.

Viele Pflanzen, die zur Behandlung von Atemwegserkrankungen verwendet werden, enthalten sogenannte ätherische Öle, die stark riechen, kaum wasserlöslich sind und eine ausgeprägte Sekret lösende Wirkung haben. Außerdem fördern sie den Transport des Sekrets und das Abhusten. Manche Öle sind zusätzlich bronchialerweiternd wirksam (Efeublätter, Kampfer und Eucalyptusöl), bekämpfen Mikroben (Fichten- und Kiefernnadelöl, Pfefferminzöl und Thymol) oder erweitern die Blutgefäße (Fichten- und Kiefernnadelöl). Wegen ihrer starken Reizwirkung sollten Mittel mit ätherischen Ölen bei überempfindlichen Atemwegen nicht angewendet werden, und vor allem bei Säuglingen sollte auch eine Anwendung im Gesicht vermieden werden.

Arzneipflanzen zur Anwendung bei Atemwegserkrankungen

Eibischwurzel, Eibischblätter (Althaeae radix/-folium)
Eibischschleim (v. a. die enthaltenen Polysaccharide) bildet eine schützende Schicht auf der Schleimhaut, schützt so vor mechanischen und thermischen Reizen, reduziert die Reizung von Hustenrezeptoren und hemmt insgesamt den Hustenreiz. Polysaccharide aus Eibisch stimulieren außerdem, wie man in Studien festgestellt hat, die Wachstumsrate von Schleimhautzellen. Damit erklärt sich die schon seit Jahrhunderten beobachtete schleimhautschützende Wirkung auf neue Weise.

Achtung: Eibisch-Wirkstoffe sind hitzeempfindlich.
Aufgüsse müssen deshalb kalt angesetzt und langsam erwärmt werden.

Efeublätter (Hederae helicis folium)
Efeublätter sind eine sogenannte Saponindroge, eine »Seifendroge«. Sie sorgen für eine Verflüssigung von Bronchialsekret bei Erkrankungen der Atemwege und für ein leichteres Abhusten des Schleims. Hoch dosiert reizen sie jedoch Haut und Schleimhaut. Gegenanzeigen sind nicht bekannt, entsprechende pflanzliche Fertigarzneimittel sind seit Langem in Gebrauch.

Holunderblüten (Sambuci flos)
Holunderblüten enthalten Flavonoide, Hydroxyphenolcarbonsäuren, Steroide und Triterpene. Sie werden bei Erkältungskrankheiten eingesetzt und gelten als schweißtreibend und fördernd für die Bronchialsekretion. Nebenwirkungen oder Wechselwirkungen mit anderen Medikamenten sind nicht bekannt. Eine aktuelle Zusammenfassung der WHO erwähnt entzündungshemmende, entwässernde und schweißtreibende Wirkungen. Aktuelle klinische Studien stehen aber nicht zur Verfügung. Holunderbeeren wirken gegen Influenza-A- und -B-Viren sowie gegen das Bakterium Helicobacter pylori, das chronische Magenschleimhautentzündungen hervorruft. Holunderblüten werden seit Jahrhunderten in Erkältungstees benutzt. Sie sind unverzichtbarer Bestandteil verschiedener Fertigarzneimittel.

Malvenblüten (Malvae flos), Malvenblätter (Malvae folium)
Die Schleimdroge wirkt reizmildernd, ähnlich wie Eibisch (s. o.), aber schwächer. Malvenblüten werden häufig Hustentees beige-

mischt. Nebenwirkungen und Gegenanzeigen sind nicht bekannt. Malvenblätter wirken etwas weniger intensiv als Malvenblüten.

Purpur-Sonnenhut (Echinacea purpurea herba)

Laut Kommission E bzw. ESCOP ist Echinacea purpurea herba angezeigt zur kurzfristigen unterstützenden Behandlung wiederkehrender Infekte der Atemwege und der ableitenden Harnwege. Sie fördert akut die unspezifische Immunreaktion. Als gesichert kann die immunstimulierende Wirkung am Beginn eines Infekts angesehen werden. Man hüte sich aber vor den allzu vollmundigen Versprechungen, mit denen mehr als 500 Echinacea-Präparate den deutschen Markt beglücken. Sie halten einer fundierten Kritik oft nicht stand.

Schlüsselblumenblüten (Primulae flos)

Schlüsselblumenblüten sind als typische Saponindroge sekretlösend und fördern das Abhusten. Die Wirkung erfolgt über eine Reizung der Schleimhaut. Seit 2005 ist die Indikation »Erkältungskrankheiten der Atemwege mit zähflüssigem Schleim« zugelassen. Als wichtigste Gegenanzeige gilt eine Primelallergie. Bei Fertigarzneimitteln ist eher selten damit zu rechnen, außerdem treten Primelallergien bei Kindern nicht allzu oft auf. Als wichtigste Nebenwirkungen werden vereinzelt Magenbeschwerden und Übelkeit geschildert.

Spitzwegerichkraut (Plantaginis lanceolatae herba)

Als Schleimstoff- und Gerbstoffdroge wirkt der Spitzwegerich reizmildernd, adstringierend und mäßig antibakteriell. Er fehlt in keiner Sammlung von Teerezepten.

Süßholzwurzel (Liquiritiae radix)

Diese Saponindroge gilt als sekretlösend, fördert das Abhusten, wirkt krampflösend und entzündungshemmend. Außerdem ist die Süßholzwurzel wirksam gegen Influenza-A-Viren und Bakterien, darunter auch hier der Helicobacter pylori, selbst bei resistenten Keimstämmen. Die Süßholzwurzel ist wegen ihres angenehmen Geschmacks ein wichtiger Bestandteil von Erkältungstees. Wichtig ist, dass bei längerer Anwendung (mehr als vier Wochen) und höherer Dosierung Nebenwirkungen entstehen können, darunter ein Kaliumverlust mit Ödembildung.

Thymiankraut (Thymi herba)

Der Hauptinhaltsstoff des Thymians, das Thymol, zählt zu den stärksten antibakteriell und antiviral wirkenden Einzelkomponenten ätherischer Öle. Darüber hinaus sind entzündungshemmende, antibakterielle, schmerzlindernde und sekretlösende Wirkungen bekannt und wissenschaftlich nachgewiesen. Nebenwirkungen oder Gegenanzeigen sind nicht bekannt.

Umckaloabo-Wurzel (Pelargonium sidoides)

2008 wurde das Präparat Umckaloabo in einer Zusammenschau verschiedenster klinischer Studien (Cochrane review) als erwiesenermaßen wirksam bei akuter Bronchitis eingestuft. Laut zwei von drei Studien bei Kindern und Jugendlichen beseitigt das Präparat die Symptome einer akuten Bronchitis. Pelargonium sidoides löst zähen Schleim, wirkt gegen Bakterien und stimuliert das Immunsystem. Es ist inzwischen als Mittel gegen akute Bronchitis zugelassen. Umckaloabo ist sicher ein wertvolles pflanzliches Arzneimittel, dessen Bedeutung in der täglichen kinderärztlichen Praxis aber noch nicht ausreichend eingeschätzt werden kann.

Wollblume (Verbasci flos)
Als Schleimstoff- und Saponindroge sind Wollblumen reizlindernd und fördern das Abhusten. Antivirale Wirkungen wurden ebenfalls beschrieben. Nebenwirkungen und Gegenanzeigen sind nicht bekannt. Wegen der milden Wirkung und des angenehmen Geschmacks sind sie für Kinder besonders geeignet.

Magen-Darm-Erkrankungen

Pflanzliche Arzneimittel wurden seit Jahrtausenden auch zur Behandlung von Magen-Darm-Erkrankungen eingesetzt. Viele mehr oder weniger moderne Arzneimittel berufen sich auf diese Tradition. Hier kann nur ein kurzer Überblick gegeben werden; das Thema würde ein ganzes Buch füllen.

Bei Durchfall, vor allem von Säuglingen und Kleinkindern, können rasch sehr viel Flüssigkeit, Körpersalze und Energie verloren gehen. Geschieht das, ist das Leben des Kindes akut bedroht. Deshalb steht bei der Behandlung akuter Durchfallerkrankungen der Ersatz von Flüssigkeit und Elektrolyten im Vordergrund. Pflanzliche Arzneimittel können aber die Behandlung sinnvoll ergänzen. Heidelbeerfrüchte, Tormentillwurzelstock, Brombeerblätter und in manchen Fällen auch Grüntee sind Gerbstoffdrogen, die Durchfallkindern gegeben werden können. Sie wirken sekretionshemmend, antimikrobiell und adstringierend. Die Wahl geeigneter Nahrungsmittel wie beispielsweise der Karottensuppe nach Moro oder des geriebenen Apfels ist bedeutsam und kann im erweiterten Sinn als Einsatz pflanzlicher Heilmittel gewertet werden.

Empfohlene Pflanzenheilmittel bei Magen-Darm-Erkrankungen

- Anisfrüchte
- Angelikawurzel
- Enzianwurzel
- Faulbaumrinde
- Fenchelfrüchte
- Flohsamen(schalen)
- Gänsefingerkraut
- Heidelbeerfrüchte (getrocknet)
- Ingwerwurzelstock
- Kümmelfrüchte
- Korianderfrüchte
- Lavendelblüten
- Leinsamen
- Melissenblätter
- Pfefferminzblätter
- Pomeranzenschale
- Rhabarberwurzel
- Tormentillwurzelstock
- Zimtrinde

Heidelbeeren

Getrocknete Heidelbeeren sind reich an Gerbstoffen und wichtige Hilfsmittel bei der Behandlung von Durchfällen. Benutzt werden der Aufguss und die überbrühten Früchte.

Ingwer

Auch bei Erbrechen finden sich einige pflanzliche Heilmittel, welche die Beschwerden rasch lindern können. Vor allem Ingwer entleert den Magen. In einer ebenso einfachen wie überzeugenden Studie an vierundzwanzig freiwilligen Testpersonen wurde gezeigt, worauf die bekannte Wirkung des Ingwer-Rhizoms beruht. Bei den Probanden, die vor Verzehr einer Suppe Ingwerextrakt bekommen hatten, dauerte die Entleerung des Magens nur halb so lange wie bei der Kontrollgruppe, die ein Placebo erhalten hatte. Gut gesüßter Ingwertee (Traubenzucker!) kann bei älteren Kin-

dern mit akutem Erbrechen und Übelkeit, eventuell auch bei funktionellen Oberbauchbeschwerden, synthetische Medikamente ersetzen.
Ingwer, ob als Tee oder Bonbon, bewährt sich in der Praxis auch als gutes Hausmittel für Kinder bei Reisekrankheit. Die Frage ist nur, ob Kinder den säuerlich-scharfen Ingwergeschmack mögen oder doch wenigstens ertragen.

Tormentillwurzelstock (Potentilla erecta)
Das Rhizom dieser Pflanze (volkstümlich: Bauchweh-Wurz, Bauchweh-Kraut, Ruhr-Wurz, Blutwurz) ist in der Volksmedizin Europas als Heilmittel zur Wundbehandlung, Blutstillung sowie zur Behandlung von Entzündungen und der Ruhr bekannt. Der Name Tormentilla leitet sich vom lateinischen »tormentum« (Schmerz) oder »tormina« (Leibschmerz, Ruhr) ab. Heute werden Extrakte (und auch Teezubereitungen) bei unspezifischem akutem Durchfall sowie bei Schleimhautentzündungen im Mund- und Rachenraum angewendet. Die Wirkung beruht weitgehend auf dem Gehalt an Gerbstoffen. Man kennt adstringierende (zusammenziehende), antioxidative (den oxidativen Stress mindernde), entzündungshemmende, antibakterielle, antivirale und allgemein durchfallhemmende Wirkungen. Die Ruhr-Wurz ist ein probater Bestandteil von Teezubereitungen, die durchfallkranken Kindern ohne Bedenken gegeben werden können.

Schließlich können pflanzliche Arzneimittel im Rahmen eines Gesamtkonzepts auch bei einer chronischen oder immer wieder auftretenden Verstopfung hilfreich sein. Zur Verfügung stehen vor allem Leinsamen, Flohsamen, Flohsamenschalen, Rhabarberwurzel und Feigen. Zu beachten ist allerdings, dass Anthrachinondrogen, zu denen auch die Rhabarberwurzel gehört, Kindern unter zwölf Jahren nicht verabreicht werden sollten. Sie können zu starken Bauchkrämpfen führen. Auch Schwangere und Stillende sollten die Droge nicht einnehmen, denn die Wirkstoffe können Kontraktionen der Gebärmutter auslösen bzw. in die Muttermilch übergehen.

Hauterkrankungen

Getreu dem Motto: »Versuche alles, verwende das Beste« war die menschliche Haut seit alters her Experimentierfeld von Naturheilkundlern, Ärzten und Pharmakologen.

Viele pflanzliche Arzneimittel, die auf der Haut angewandt werden, wie Eichenrinde, schwarzer Tee, aber auch halb synthetische Präparate (Tannosynt, Tannolact) sind den Gerbstoffen zuzuordnen. Sie sorgen für eine Abdichtung der Haut, die da-

Sinnvolle Arzneimittel bei Erkrankungen der Haut

- Arnikablüten
- Beinwellwurzel
- Bittersüßstengel
- Bitumensulfonat
- Borretschsamenöl
- Eichenrinde
- Haferstroh
- Hamamelisblätter
- Hirtentäschelkraut
- Johanniskrautöl
- Kamillenblüten
- Kleie
- Melissenblätter
- Nachtkerzenöl
- Paprika (Capsaicin)
- Purpur-Sonnenhutkraut
- Ringelblumenblüten
- Salbeiblätter
- Schafgarbenkraut
- Spitzwegerichkraut
- Stiefmütterchenkraut
- Teere

durch leicht austrocknet und weniger anfällig für das Eindringen von Infektionserregern und Schadstoffen wird. Durch die Eiweißfällung, eine Art sanfter Gerbung, wirken diese Mittel gegen entzündliche Schwellungen, bekämpfen Pilze, Viren und Bakterien, lindern Entzündungsprozesse und sind auch noch blutungsstillend.

Bei der *Eichenrinde* sind es Tannine, Flavonole, Gallussäure und Catechin-Gerbstoffe. Sie werden bei oberflächlichen Haut- und auch Schleimhauterkrankungen eingesetzt. Eine innere Anwendung sowie eine Anwendung bei sehr großflächigen Entzündungen wird nicht empfohlen, v. a. wegen Nebenwirkungen, die die Leber betreffen.

Hamamelisblätter und -rinde enthalten je nach Zubereitung Tannine, Proanthocyanidine, organische Säuren und ätherisches Öl. Sie wirken antientzündlich bei Atopischem Ekzem, leichten Hautverletzungen und Hämorrhoiden.

Kamillenblüten behindern die Vermehrung von Bakterien und die Wirkung bakterieller Toxine. Sie gelten als entzündungshemmend und wundheilungsfördernd. Nach den Empfehlungen der Kommission E werden Kamillenextrakte bei Haut- und Schleimhautentzündungen eingesetzt, bei entzündlichen Erkrankungen der oberen Atemwege, bei Erkrankungen des Magen-Darm-Trakts sowie im Anal- und Genitalbereich. Die eher seltenen Kontaktekzeme werden meist durch die beigemengte Hundskamille ausgelöst. Gefährliche anaphylaktische Sofortreaktionen sind bekannt, aber noch seltener.

Als Einsatzbereich für Salben mit *Ringelblumenblüten* gelten Wunden mit schlechter Heilungstendenz, in der Kinderheilkunde vor allem Entzündungen im Windelbereich.

Wässrige Zubereitungen aus *Salbeiblättern* werden innerlich bei Verdauungsstörungen und abnormem Schwitzen angewendet. Die Anwendung muss aber zeitlich begrenzt sein, da bei längerem innerem Gebrauch epilepsieähnliche Anfälle auftreten können. Äußerlich benutzt man Salbeiblätter zum Gurgeln bei Halsentzündungen oder als Umschlag/Abreibung bei entzündlichen Hauterkrankungen, oft in Kombination mit der Tormentillwurzel. Das ätherische Öl wirkt adstringierend und gegen Bakterien, Pilze und Viren. Salbeitee wird traditionell auch als Hilfe beim Abstillen benutzt.

Die Wirksamkeit der inneren Anwendung von purpurfarbenem *Sonnenhutkraut* zur Vorbeugung gegen Infekte wird mehr und mehr angezweifelt. Die Datenlage für die äußere Anwendung bei oberflächlichen Wunden mit schlechter Heilungstendenz ist nicht besser.

Arnikablüten werden zusammen mit *Beinwellkraut* bei Prellungen und Quetschungen, *Johanniskrautöl* ebenfalls bei stumpfen Verletzungen angewendet.

Aufgüsse und Abkochungen von *Bittersüßstängeln* helfen bei der Behandlung des Atopischen Ekzems.

Nachtkerzenöl und – mehr noch – *Borretschsamenöl* enthalten hoch konzentriert Gammalinolensäure, der eine regulative Funktion bei Entzündungen zugeschrieben wird. Im Tierexperiment sind Nachtkerzenöl und Borretschsamenöl in hohen oralen Dosen sogar wirksam gegen Asthma. Die orale Gabe von Borretschsamenöl ist unbedenklich, es ist als Nahrungsmittel zugelassen. Die sehr teure orale Behandlung ekzemkranker Kinder mit den genannten Ölen hat klinisch enttäuscht, eine äußere Behandlung beispielsweise bei Neurodermitis ist aber durchaus ratsam.

Melissenblätter werden nicht nur als beruhigender Badezusatz und Teeaufguss verwendet, sondern wegen ihrer antiviralen Wirkung auch äußerlich als 1-prozentige Creme bei Herpes labialis.

Teere und Teerpräparate spielten früher in der Behandlung von Ekzemen eine große Rolle. Steinkohleteer gilt als sicher und effektiv, enthält aber potenziell krebserregende Stoffe. Allerdings hatte dies in hundert Jahren keinerlei klinische Relevanz. Bituminosulfonate, also wasserlösliche Destillate aus Schieferöl mit hohem Schwefelgehalt, zeigen ein ähnliches Wirkspektrum, enthalten aber keine potenziell krebserregenden Stoffe und sind auch nicht fototoxisch. Ein weiterer Vorteil besteht in der hellen Farbe der Präparate (z. B. von Leukichthol), sodass diese Wirkstoffgruppe, v. a. zur Behandlung von Ekzemen, in der Regel bevorzugt wird.

Bei extrem starkem Juckreiz kann der Wirkstoff der Paprika, *Capsaicin*, Linderung bringen. Das brennende Gefühl verschwindet nach ein paar Tagen, die Stillung des Juckreizes hält länger an. Dies bedeutet aber auch, dass die – übrigens sehr teure – juckreizstillende Creme nur bei älteren Kindern angewendet werden kann.

Auch *Haferstroh* kann gegen Juckreiz und entzündliche Hauterkrankungen empfohlen werden. Man nimmt 100 Gramm zerkleinertes Haferstroh für ein Vollbad.

Die Flavonoide des *Stiefmütterchenkrauts* wirken antioxidativ und entzündungshemmend. Der Aufguss wird bei leichten Hauterkrankungen und Milchschorf empfohlen.

Unruhe, Nervosität und Schlaflosigkeit

Baldrian

Die Baldrianwurzel galt im 18. Jahrhundert als »bestes Nervenmittel«. Kinder stören sich oft an Geschmack und Geruch der Tees und Tinkturen; auch deshalb sind Fertigpräparate meist zu bevorzugen. Die schlaffördernde Wirkung ist u. a. auf ein Lignan (Olivilglycosid) zurückzuführen. Baldrian vertieft den Schlaf; auch im Tierversuch wirken Baldrian und Hopfen sedierend. Bei Unruhe und Einschlafstörungen ist er gut wirksam. Im Allgemeinen wird Baldrian gut vertragen, gelegentlich treten aber Nebenwirkungen wie Schwindel, Kater oder Kopfschmerzen auf.

Hopfen

In den Anbaugebieten ist die »Hopfenpflückerkrankheit« wohlbekannt: Hopfenpflücker werden sehr rasch müde. Anders als bei anderen Berufsgruppen gibt es dafür eine gute Begründung: Vor allem länger gelagerte Hopfenzapfen sondern einen Alkohol ab, der deutlich sedierend und schlaffördernd wirkt. Er dürfte auch für die Wirkung sogenannter Hopfenkissen verantwortlich sein. Baldrian in Kombination mit Hopfenzapfen-Trockenextrakt hat sich bei Schlafstörungen gleich wirksam wie das Psychopharmakon Lexotanil erwiesen, ohne die Nebenwirkungen des synthetischen Mittels zu zeigen. Im Gegensatz zu Johanniskraut hilft Hopfen vielleicht sogar bei AD(H)S. Ansonsten werden als Einsatzgebiete Einschlafstörungen, allgemeine Schlafstörungen, Unruhe und Angstzustände genannt. Neben- und Wechselwirkungen sind nicht bekannt. Hopfen eignet sich hervorragend zur Selbstmedikation, und zwar nicht nur als Hopfenkissen (500 g Hopfenzapfen in einem Kissen aus Baumwolle oder Leinen sind eine Woche wirksam), sondern auch als Bad oder Tee, bei dessen Zubereitung aber nur heißes, kein kochendes Wasser benutzt werden sollte.

Johanniskraut

In früheren Zeiten galt das Johanniskraut als Vertreiber böser Geister (Fuga daemonum, Apotropaikum). Heute findet es seinen Einsatz bei leichter bis mittelschwerer Depression, Schlafstörungen und nervöser Unruhe. Im Vordergrund steht allerdings die angstlösende und nicht die beruhigende Wirkung. Johanniskraut ist bei AD(H)S allem Anschein nach wirkungslos. Gefährlich sind Wechselwirkungen mit einigen Medikamenten (z. B. HIV-1-Protease-Hemmer Indinavir, Theophyllin, Warfarin, Cyclosporin, Ethinoestradiol, Digoxin u. a.). Die Nebenwirkungen sind insgesamt gering, im Vordergrund steht dabei eine Steigerung der Lichtempfindlichkeit, außerdem kann es zu Mundtrockenheit, Müdigkeit, Kopfschmerzen, Magenbeschwerden, Schwindel, Hautrötung, Juckreiz, Müdigkeit und Ödemen kommen.

Lavendel

Die beruhigende Wirkung von Lavendel (Kräuterkissen, Sträußchen, Duftsäckchen) ist auf die Hauptwirkstoffe Linalylacetat und Linalool zurückzuführen, ebenso die Wirkung von Tees und Bädern bzw. Badeaufgüssen. Als Einsatzgebiete werden Angstzustände, Unruhe, Einschlafstörungen, Blähungen und andere Magen-Darm-Beschwerden genannt. Neben- oder Wechselwirkungen sind nicht bekannt. Bei älteren Kindern kann ähnlich wie bei Erwachsenen ein Lavendelöl-Präparat gegen Angstzustände und Unruhe eingesetzt werden. Seine Wirkung ist nach Auskunft von Studien ähnlich stark wie die des Beruhigungsmittels Lorazepam.

Melisse

Melissenblätter wirken beruhigend und krampflösend. Sie werden gegen nervös bedingte Einschlafstörungen und Koliken eingesetzt. Nebenwirkungen und Wechselwirkungen sind nicht bekannt. Melissentee wird von vielen Kindern durchaus gern getrunken. Alkoholische Extrakte können in der Kinderheilkunde allenfalls äußerlich als Badezusatz angewandt werden (5–15 Tropfen; Melissengeist enthält mehr als 70 Prozent Alkohol). Ölige Zubereitungen sind vorzuziehen.

Minze/Pfefferminze

Das wichtigste Einsatzgebiet von *Minzöl/Pfefferminzöl* für die äußere Anwendung sind Spannungskopfschmerzen bei Kindern und Jugendlichen. Dafür stehen auch Fertigpräparate zur Verfügung. Pfefferminzöl ist bei Kopfschmerzen ähnlich gut wirksam wie Paracetamol bzw. Acetylsalicylsäure, und zwar bei Erwachsenen wie bei Kindern und Jugendlichen. Als Nebenwirkungen bei mentholhaltigen Zahnpasten oder Mundwasser kennt man Kontaktallergien gegen Menthol oder Pfefferminzöl (Mentha-piperita-Öl). Wechselwirkungen sind nicht bekannt.

Passionsblume
Unter den über 530 Arten der Passionsblume findet sich die Passiflora incarnata, die wie Johanniskraut eingesetzt wird. Sie wirkt beruhigend, angstlösend und krampflösend. Als Einsatzgebiete – meist in Kombinationspräparaten – werden nervöse Unruhezustände und Einschlafstörungen genannt. Passionsblumenkraut beruhigt, ohne zu ermüden, und entspannt bei voller Konzentration. Ob es bei Kindern mit Konzentrationsschwierigkeiten wirkt, ist aber nicht ausreichend belegt. Neben- oder Wechselwirkungen sind nicht bekannt.

Den ganzen, uns derzeit zur Verfügung stehenden Schatz an pflanzlichen Arzneimitteln umfassend darzustellen ist hier nicht möglich. Im Anhang wird exemplarisch die Anwendung von pflanzlichen Rezepturen bei kleineren Problemen wie Reisekrankheit, Nasenbluten und Schwellung nach Insektenstichen geschildert. Große Konzerne sind weltweit auf der Suche nach neuen Wirkstoffen, die sie aus Pflanzen zu gewinnen hoffen.

Akupunktur: Wann Nadeln helfen können

Gar nicht so selten werden wir in der kinderärztlichen Praxis von Eltern nach dem Einsatz von Akupunktur gefragt. Diese Methode gilt als schonend und »natürlich«, da sie hilft, auf Medikamente zu verzichten. Und mit ihrer (angeblichen) Wirkung auf den Energiefluss gilt sie als besonders »ganzheitlich«. Tatsächlich sind die möglichen Einsatzgebiete der Akupunktur kleiner und weniger zahlreich, als viele Eltern annehmen. Doch unternehmen wir zunächst einen Ausflug in die Geschichte, bevor wir uns mit den aktuellen Anwendungsmöglichkeiten der Akupunktur beschäftigen.

Von China nach Europa: Die Ursprünge der Akupunktur

Die Ursprünge der heute in Europa angewandten Akupunktur gehen auf Entwicklungen zurück, die im 2. bis 1. Jh. v. Chr. in China entstanden. Die erste systematische Zusammenfassung von Theorie und Methode der Akupunktur findet sich im *Huang Di Nei Jing*, dem ältesten bekannten medizinischen Lehrbuch (2. Jh. v. Chr.), das in verschiedenen Schriften das gesamte Wissen der Antiken Chinesischen Medizin zusammenfasst.

Die in der Historischen Chinesischen Medizin (bis 1940) angewandte Akupunktur entspricht nicht immer den heute in Europa im Rahmen der Traditionellen Chinesischen Medizin (TCM) üblichen Akupunkturverfahren, da es zahlreiche Versuche gab, die Lehren der traditionellen chinesischen Akupunktur mit der westlichen »Schulmedizin« in Einklang zu bringen. Erst seit den 1950er-Jahren spricht man von einer »Traditionellen Chinesischen Medizin«. Sie ist ein Mischprodukt aus westlichen und chinesischen Elementen. Gemeint sind damit vor allem die Akupunktur und ein Denkgebäude, das das Gleichgewicht von Yin und Yang sowie die Harmonie der »fünf Elemente« in den Mittelpunkt stellt.

Heute ist die Akupunktur weitverbreitet. Neuesten Zahlen zufolge wenden 40 000 deutsche Ärzte Akupunktur an. Doch wie chinesisch ist die im Westen praktizierte TCM? Wie kam die TCM nach Europa? Wie fand der Kulturaustausch zwischen chinesischer und westlicher Medizin statt?*

* Hierbei beziehe ich mich v. a. auf die Untersuchungen von Paul U. Unschuld, Professor und Direktor des Horst-Götz-Stiftungsinstituts für Theorie, Geschichte und Ethik Chinesischer Lebenswissenschaften (HG) der Charité Berlin.

Vor gut 300 Jahren brachten Missionare erste Berichte über die Historische Chinesische Medizin nach Europa. Andreas Cleyer veröffentlichte 1682 sein Werk *Medicinae Sinicae sive Opuscula Medica ad Mentem Sinensium*. Im 18. und 19. Jahrhundert wurde das Bild der chinesischen Medizin im Westen dann sehr idealisiert. Manches erinnert an die höfische Idealisierung des gesunden und heiteren Landlebens, das damals an europäischen Höfen und in den Salons wohlhabender Bürger in Mode war und nichts mit der realen Welt der verarmten Bauern in Europa, Russland (und übrigens auch in China) zu tun hatte.

China war um die Wende zum vergangenen Jahrhundert ein armes Land, die medizinische Versorgung der Bevölkerung war schlecht, sie entsprach dem eines Entwicklungslandes. Zu alledem breitete sich in dieser Zeit in Ostasien die Pest ein drittes Mal aus. Von der Provinz Yunnan aus erreichte sie Hongkong, wo der Schweizer Bakteriologe Yersin im Jahr 1894 den nach ihm benannten Erreger nachwies. Von Hongkong ausgehend, verbreitete sich die Epidemie in den folgenden fünfzig Jahren weltweit.

Dementsprechend war das Vertrauen in die eigenen Ärzte in China gering. Diese Skepsis spiegelt sich auch in einer Streitschrift von Chen Duxiu, die 1919 unter dem Titel *Aufruf an die Jugend* erschien. Dort heißt es:

> Unsere Gelehrten verstehen nichts von Wissenschaft; daher bedienen sie sich der Yin-Yang-Zeichen und auch des Glauben an die Fünf Wandlungsphasen, um die Welt zu verwirren ... sie wissen nichts von der menschlichen Anatomie und haben auch keinerlei Ahnung, wie man Heilmittel analysiert. Von bakteriellen Vergiftungen und von Infektionen haben sie noch nicht einmal gehört. Der Gipfel ihrer wunderlichen Illusionen ist die Theorie vom Qi, die in Wirklichkeit in das Metier von berufsmäßigen Gauklern gehört.

Mit Qi wird die »Lebensenergie« bezeichnet. Im traditionellen Verständnis regelt die Akupunktur den Fluss der Lebensenergie. Missionshospitäler trugen viel zur Verbesserung der Lage bei, allerdings waren im Jahr 1920 nach Angaben der China Medical Missionary Association 92 Prozent der Hospitäler ohne Frischwasserzufuhr, 73 Prozent ohne Möglichkeit, Bettwäsche zu sterilisieren, 50 Prozent der Patienten badeten selten oder nie, 34 Prozent der Hospitäler mussten ohne Drucksterilisator für Verbandmittel auskommen, 31 Prozent hatten kein Labor, 82 Prozent keinen bakteriologischen Inkubator, 87 Prozent kein Röntgengerät.

Die chinesische Medizin genoss also in ihrem Heimatland sehr geringes Ansehen. Das änderte sich erst, als Mao Zedong 1940 eine neue Definition der »Chinesischen Medizin« durchsetzte, mit der er festlegte: »Die neudemokratische Kultur ist wissenschaftlich. Sie richtet sich gegen alle feudalen und abergläubischen Anschauungen, will die Wahrheit in den Tatsachen suchen, tritt für die objektive Wahrheit, für die Einheit von Theorie und Praxis ein.« Mit der Neudefinition der »Chinesischen Medizin« war in der Volksrepublik China von 1950 bis 1975 eine Kommission zur Ausarbeitung einer für die moderne chinesische Gesellschaft tragfähigen Version der chinesischen Medizin befasst, »die nicht im Widerspruch zur Wissenschaft, also der modernen Naturwissenschaft und dem Marxismus, der modernen Geisteswissenschaft«, stehen sollte. Das Ergebnis waren historische Versatzstücke, neu arrangiert auf der Grundlage westlicher Logik.

1976 bis 1978, mit dem Ende der Kulturrevolution und dem Beginn der Wirtschaftsreformen unter Deng Xiaoping, gelangte die Akupunktur in den Westen. Offen aber blieb die Frage: Was ist denn »Chinesische Medizin« und wer vermittelt die Informationen über sie?

Chinesische Medizin und Akupunktur in der modernen Medizin

Das Ergebnis der kreativen Rezeption der Historischen Chinesischen Medizin im Westen als »Traditionelle Chinesische Medizin« schuf neue Mythen. Anders ist es nicht zu erklären, weshalb der TCM heute alle möglichen Eigenschaften zugesprochen werden, die die Historische Chinesische Medizin nie besaß.

Historisch betrachtet ist die Chinesische Medizin

- keine Naturheilkunde
- keine energetische Heilkunde
- keine daoistische Heilkunde
- keine sanfte Heilkunde
- keine holistische/ganzheitliche Heilkunde

Der »Traditionellen Chinesischen Medizin« wurden hierzulande aber all diese Eigenschaften zugeordnet. Ungeachtet einer derartigen Mythenbildung ist die Akupunktur innerhalb der TCM Bestandteil eines Systems empirisch und philosophisch begründeter Therapieformen. Sie beruhen auf einem naturphilosophisch geprägten Weltbild. Hieraus ergibt sich ein Verständnis von Gesundheit und Krankheit, das modernen westlichen Vorstellungen in vielen Aspekten widerspricht.

Und doch lassen sich die Wirkungen der Akupunktur – wie auch anderer Heilverfahren der TCM – mit westlicher Methodik eindeutig nachweisen.

Zusammenfassend lässt sich feststellen: Die Akupunktur ist ein hochinteressantes Wissenschaftsfeld. Eine moderne Forschung, die sich vorurteilsfrei mit der TCM in allen ihren Schattierungen, v. a. der Pflanzenheilkunde und der Akupunktur, beschäftigt, wird sicher noch viele wichtige und weiterführende Resultate erzielen. Dennoch: Während man in China selbst ein unkompliziertes Neben- und Miteinander von moderner, vor allem westlich geprägter, und traditioneller bzw. historischer chinesischer Medizin beobachten kann, wird die TCM in Europa mitunter immer noch unkritisch rezipiert. Chinesen sind da in mancher Hinsicht viel pragmatischer. Nicht selten wundern sie sich über die besondere, fast devote Behandlung, die die TCM in manchen Kreisen bei uns erfährt. Man stelle sich, rein theoretisch, die Situation spiegelbildlich vor: Einige Gurus aus dem Westen würden alle medizinischen Erfahrungen aus dem europäisch-arabischen Raum der letzten 2500 Jahre als »Traditionelle Westliche Medizin« nach China bringen. Die Chinesen fänden die Sache vielleicht interessant, würden aber die europäische Säfte-Lehre oder die oft tödlich endenden Aderlässe der mittelalterlichen europäischen Medizin kaum übernehmen.

Für den klinischen Alltag in der ambulanten Kinderheilkunde eignet sich zur Selbstbehandlung vor allem die Akupressur. Aus Kosten-Nutzen-Überlegungen wird die Akupunktur sicher keine hohe Priorität besitzen.

Akupunktur bei Kindern

Der derzeitige Forschungsstand lässt drei Bereiche erkennen, in denen man Akupunktur auch bei der Behandlung von Kindern einsetzen kann. Der eine Bereich sind Kopf- und Rückenschmerzen, die auf Medikamente und verhaltenstherapeutische Maßnahmen nicht ansprechen. Ein weiterer Bereich sind möglicherweise leichtes Asthma und allergische Symptome. Die Behandlung von Allergien mit Akupunktur ist in die Indikationsliste der WHO aufgenommen worden. Eine noch relativ neue

Studie aus Deutschland hat gezeigt, dass Akupunktur bei Heuschnupfen Wirkung zeigt.

Von der akuten Wirksamkeit einer *Akupressur* kann man sich übrigens rasch durch einen Selbstversuch überzeugen: Pressen Sie während eines akuten allergischen Niesanfalls mit Daumen und Zeigefinger der einen Hand die Muskulatur zwischen Daumengrundglied und den Mittelhandknochen der anderen Hand, nahe dem Handgelenk, zusammen, bis ein starkes, durchaus schmerzhaftes Druckgefühl ausgelöst wird. Der Niesreiz lässt rasch nach. Der beschriebene Punkt entspricht dem Di 4 der chinesischen Akupunktur. In der Muskulatur befinden sich Nervenenden, deren ursprüngliche Funktion unbekannt ist. Ähnliche Wirkungen lassen sich durch Akupressur an Di 11, am äußeren Rand des Unterarms, knapp unterhalb des Ellbogens, erzielen.

Interessant ist die Angewohnheit vieler Patienten mit Heuschnupfen, mit Daumen und Zeigefinger an der Nasenwurzel zwischen den beiden Augenbrauen Druck auszuüben. Sie tun dies ohne Kenntnis der chinesischen Heilslehre. Der Punkt entspricht dem Yin Tang der TCM (PaM 3).

Wenn die Seele leidet: Psychotherapie und angrenzende Verfahren

Vielleicht löst es Verwunderung aus, wenn die Psychotherapie und die ihr verwandten Verfahren in diesem Buch als natürliche Methoden aufgeführt werden. Doch was ist natürlicher, als einem Menschen durch aufmerksames Zuhören und sinnvolles Hinterfragen den Weg zur Selbsterkenntnis zu eröffnen? Wann immer ein Arzt einen Patienten behandelt, muss er ihn in seiner Gesamtheit, das heißt als einen Menschen mit Körper *und* Seele wahrnehmen. Wer die psychische Verfassung seines Gegenübers außer Acht lässt und nur den schmerzenden Bauch oder den auffälligen Bluterguss untersucht, läuft Gefahr, die Ursache der Erkrankung zu übersehen. Ein Heilerfolg steht dann auf tönernen Füßen.

Dem Kinderarzt kommt bei der Diagnose psychischer Auffälligkeiten eine Schlüsselrolle zu. Oft ist er in schwierigen Situationen der erste Ansprechpartner für die Eltern und das betroffene Kind. An ihm ist es, die Weichen so zu stellen, dass die Behandlung eine Heilung einleiten oder wenigstens Schlimmeres verhindern kann. Wo der Kinderarzt an seine Grenzen gelangt, wird er im Zweifelsfall eher früher als später einen erfahrenen Psychotherapeuten oder Psychiater zurate ziehen.

Das Eingehen auf die seelische Verfassung des erkrankten Kindes beginnt schon bei der Begrüßung: In diesem Moment entscheidet sich, ob der Kinderarzt brauchbare Befunde erheben kann oder nicht. Den Bauch eines brüllenden Säuglings abzutasten oder den Rachen eines tobenden Kleinkinds zu untersuchen ist fast unmöglich. Auch die sogenannte *Compliance* – also die Bereitschaft von Eltern und Kind, eine verordnete Behandlung tatsächlich durchzuführen – hängt davon ab, ob in der Begegnung zwischen Arzt und Patient wechselseitiges Vertrauen entsteht oder nicht. Sehr oft finden seelische Nöte unbewusst auch einen körperlichen Ausdruck. Der Kinderarzt muss also gut zuhören und beispielsweise darauf achten, *wie* Bauchschmerzen geschildert werden.

Eltern suchen unsere Hilfe – so meine tägliche Erfahrung – oft auch wegen der seelischen Not ihrer Kinder, beispielsweise wenn ihr Kind durch die Trennung der Eltern eine tiefe Verunsicherung durchlebt, wenn es Angst vor mobbenden Mitschülern oder Prüfungen hat, wenn es sich in Essstörungen flüchtet, unter Schlafstörungen leidet. Neben Einzelgesprächen mit den Kindern – allein oder in Gegenwart ihrer Eltern – führen wir in unserer Praxis Gruppengespräche gemäß der Familienkonferenz nach Gordon durch. Wir wenden verschiedene psychologische Testverfahren an, zum Beispiel »Die verzauberte Familie«* oder den Scenotest. Wenn ein Kind seine Not nicht sprachlich ausdrücken kann, eröffnet sich nicht selten der Weg über Bilder: Viele Kinder malen, zeichnen und gestalten gern. Ihre Kunstwerke korrespondieren mit ihrer inneren Welt. Sie finden meist eindrucksvolle Symbole für ihre Situation und gewähren so dem verständigen Therapeuten tiefe Einblicke in ihre psychische Verfasstheit. So geben sie uns Mittel an die Hand, ihnen wirksam zu helfen. Einige Fälle aus unserer Praxis sollen das anschaulich machen.

FALLBEISPIELE:

Unter der schweren Depression der Mutter litt die gesamte Familie. Die Mutter wurde zwar behandelt, die Eltern wollten die Erkrankung der Mutter aber nicht in der Öffentlichkeit diskutiert wissen und verpflichteten die Kinder zum Schweigen. Der fünfjährige Niklas zeichnete sein Zuhause als ein Haus mit einem goldenen Dach und zwei schwarzen Fenstern, die wie zwei böse Augen auf einen kleinen schwarzen laublosen Baum neben dem Haus blickten. Aus dem Schornstein rauchte es. Niklas erklärte: Da wohnen Papa, Mama, meine Schwester und ich. Da darf niemand hineinschauen.

---

* In der »verzauberten Familie« ordnet ein Kind seiner Familie verschiedene Tiere zu. Zur Erklärung dient eine Geschichte: Ein Zauberer sei gekommen und hätte alle Familienmitglieder in Tiere verwandelt, die jeweils zu ihnen passen. Das Kind wird gebeten aufzumalen, um welche Tiere es sich dabei handelt.
Der Scenotest hat als projektives Verfahren schon viele Modifikationen erlebt. In unserer Gemeinschaftspraxis benutzen wir für Scheidungsfamilien exemplarische Bronzefiguren, die das Kind und die anderen Familienmitglieder darstellen.

In einem anderen Bild zeichnete Niklas seine Familie als eine Gruppe von Drachen, die jeder für sich kämpfen. Nur die beiden kleinen Drachen, die Kinder, waren einander zugewandt. Der offene Umgang mit der Erkrankung der Mutter, zu dem sich beide Eltern letztlich doch entschließen konnten, wurde zum Startzeichen für eine Gesundung der gesamten Familie.

*

Der Vater des sechzehnjährigen Milan war mit Mühe dem jugoslawischen Bürgerkrieg entronnen. Er musste seinen Sohn allein zurücklassen und konnte ihn erst nach längerem Kampf nach Deutschland holen. Milan verstand unsere Sprache nicht, hatte erhebliche Schwierigkeiten in der Schule, sein Vater konnte sich nicht um ihn kümmern, verlangte aber hohe Leistungen von ihm. Beide lebten in ärmlichen, äußerst beengten Verhältnissen. Es gab täglich Streit. Milan hörte auf zu sprechen. Seine Mitschüler hatten Angst vor ihm, es kam das Gerücht auf, er plane einen Terroranschlag. Kinderpsychiatrische und psychotherapeutische Interventionen blieben erfolglos.

Unsere Kunsttherapeutin näherte sich ihm vorsichtig: Wortlos händigte sie ihm ihre Materialien aus – Holz, Papier, verschiedenste Farben, Pinsel. Milan schüttete die Farben auf große Papierflächen. Seine erste Reaktion war Erstaunen, später Freude. Er entwickelte immer neue Kreationen, darunter auch ein Bild auf Karton, das einen unstrukturierten schwarzbraunen Strudel darstellte. Dieses Bild kommentierte er mit den Worten: »So habe ich mich damals gefühlt.« Der weitere Weg war mühsam, aber erfolgreich; soweit wir wissen, hat Milan die Schule beendet und steht im Berufsleben.

*

Die sechsjährige Veronika litt unter Trennungsängsten, sodass sie mehrfach, auch langfristig, vom Schulbesuch zurückgestellt werden musste. Sie bastelte in der Kunsttherapie wiederholt kleine Häuser und Wohnungen, die sie mit vielen kleinen Pelzstückchen und weichen Stoffen ausstattete. Diese Häuser blieben zu Beginn der Therapie immer leer: Niemand sollte darin wohnen. In den Elterngesprächen wurde deutlich, dass Veronika nur wenig Zeit zu Hause mit ihren Eltern verbringen konnte und die meiste Zeit bei anderen Personen untergebracht war. Ihr fehlten Geborgenheit und empathische Zuwendung. Die Mutter, so zeigte sich in den Elterngesprächen, konnte oft ihre Wut und ihre Aggressionen dem Kind gegenüber nicht im Zaum halten. Veronika schilderte sie in ihren Kunstwerken als Hexe. Sie selbst stellte sich als Prinzessin oder Mädchen dar, das hoch über der Hexe schweben konnte. Im weiteren Verlauf der Therapie malte Veronika ein großes rotes Herz, auf dessen oberen Rundungen zwei schwarze Kreuze standen. Die Eltern zeigten sich verständig, Veronika konnte ihre Traurigkeit mitteilen und ließ sich auch trösten. Sie konnte wieder eingeschult werden.

Schwerpunkte unserer Arbeit sind die Begleitung von Kindern und Jugendlichen in ihrer persönlichen und schulischen Entwicklung und die Behandlung von chronisch kranken, haut-, asthma- und allergiekranken Patienten. Deshalb sollen diese Problembereiche im folgenden Kapitel ausführlicher geschildert werden.

Zuvor möchte ich Ihnen aber noch einige Problemkreise schildern, bei denen ich als Hausarzt die psychosomatische Grundversorgung unserer kleinen Patienten und ihrer Familien zu leisten habe, bei denen also die Psychotherapie im weitesten Sinne eine besondere Bedeutung hat.

Emotionale Störungen

Emotionale Störungen sind keine Seltenheit. Unter dieser Bezeichnung werden verschiedene Auffälligkeiten und Störungen der Gefühlswelt zusammengefasst. Dazu gehört vor allem die Angst: ausgeprägte Trennungsangst, Ängstlichkeit in oder vor bestimmten sozialen Situationen (Schule, Hort, Sportunterricht), Ängste (Phobien) vor bestimmten Tieren (z. B. Spinnen) oder konkreten Situationen (z. B. im Lift oder im Tunnel), Ängste infolge von extrem belastenden Ereignissen (Unfällen, Naturkatastrophen, körperlicher Gewalt, sexuellem Missbrauch). Alle diese Ängste können auch in Verbindung mit körperlichen Beschwerden und Symptomen auftreten, darunter Kopf- und Magenschmerzen, Herzbeschwerden, Durchfall und Verstopfung, Appetitlosigkeit, Ein- und Durchschlafprobleme, nächtliches Aufschrecken.

Ein besonderer Teilbereich der emotionalen Störungen sind die depressiven Verstimmungen. Sie sind oft nicht leicht zu erkennen. Hierzu gehören Gefühle wie Hoffnungslosigkeit, Enttäuschung, Unzufriedenheit, aber auch Niedergeschlagenheit, Interessen- und Energieverlust, Schulderleben, Gedanken an Tod und Selbstmord, auffällige Verhaltensweisen wie sozialer Rückzug, Gereiztheit, Schlafstörungen, Appetitlosigkeit.

Die meisten dieser Gefühle und Verhaltensweisen gehören zum normalen Leben eines Kindes. Jedes Kind ist irgendwann einmal ängstlich, deprimiert oder hat Bauchschmerzen. Für Jugendliche in der Pubertät sind derartige Stimmungsschwankungen sogar typisch. Erst wenn sie sehr ausgeprägt und belastend werden und/oder über einen längeren Zeitraum auftreten, spricht man von emotionalen Störungen im Sinne einer Krankheit. Andererseits neigen Erwachsene durchaus dazu, den Schweregrad einer Störung in der Gefühlswelt eines Kindes oder eines Jugendlichen zu unterschätzen, vor allem wenn das Kind sehr verschlossen ist. Ein lauter, aggressiver Junge, der auch vor Gaunereien wie einem Ladendiebstahl nicht zurückschreckt, fällt eher auf als ein verschlossenes, introvertiertes Mädchen, das mit sich und dem Leben hadert, scheinbar unter Appetitlosigkeit leidet und dabei eine Magersucht, also eine lebensgefährliche Essstörung, entwickelt. Eltern sollten daher nicht zögern, die Hilfe von Freunden oder Fachkundigen zu suchen. Oft genügt ein offenes Gespräch, um Lösungsansätze zu finden. Vorsicht ist freilich geboten, wenn die angeblich beste Freundin oder bestimmte Familienmitglieder übergriffige Ratschläge erteilen. Küchenpsychologie schadet oft mehr, als sie nutzt.

Emotionale Störungen treten in der Regel als Reaktionen des Kindes bzw. des Jugendlichen auf belastende Ereignisse oder Zustände auf, ohne dass dieser Zusammenhang immer unmittelbar ersichtlich wäre. Es kann also hilfreich sein, wenn Eltern sich fragen, ob es in der Vergangenheit, vielleicht sogar in zeitlichem Zusammenhang mit dem erstmaligen Auftreten der emotionalen Probleme, Ereignisse gegeben hat, mit deren Verständnis und Verarbeitung ihr Kind möglicherweise überfordert war.

Aber nicht nur auf einmalige Ereignisse, sondern insbesondere auch auf belastende Lebenssituationen – z. B. chronische Partnerschaftskonflikte der Eltern, andauernde Lebenskrisen oder schwere Krankheit eines Elternteils – kann das Kind mit einer emotionalen Störung reagieren. Eltern sollten sich in solchen Fällen fragen, ob man über diese Ereignisse und Konflikte in der Familie ausreichend miteinander gesprochen hat bzw. spricht. Denn so viel ist klar: Nur durch das gemeinsame, offene Gespräch können Kinder ein Verständnis für ihre eigene Lebenssituation und für das Verhalten und die Gefühle anderer gewinnen.

Therapie

Die gute Nachricht: Emotionale Störungen sind mit psychotherapeutischen Verfahren gut zu behandeln. Allerdings können dazu auch längere Behandlungen notwendig sein, unter Umständen in einer Klinik. Psychotherapeuten und eventuell Erziehungsberater werden aber sicher immer erst versuchen, die Erkrankung ambulant zu behandeln, wobei es in der Regel sinnvoll ist, dass die ganze Familie an dieser Behandlung im Sinne einer Familientherapie teilnimmt.

In unserer Praxis führen wir betroffene Familien oft zu einer *Familienkonferenz* (nach Gordon) zusammen. Unter Anleitung des Kinderarztes wird versucht, eine neue, andere Art der Gesprächskultur einzuüben. Die Ausgangssituation ist oft verfahren: Während eines Streits in der Familie reden alle durcheinander, möglichst alle gleichzeitig, keiner hört den anderen zu, Lösungen, sinnvolle Vereinbarungen oder gar eine Versöhnung rücken in weite Ferne. Wer kennt das nicht? Die Familienkonferenz nach Gordon versucht, Struktur in solche Gespräche zu bringen, und kann so durchaus als eine Form der Ordnungstherapie im Kneipp'schen Sinne bezeichnet werden.

Dabei gehen wir folgendermaßen vor: Jedes Familienmitglied kann zu einem Thema, das ihm wichtig ist, eine Familienkonferenz einberufen. Die anderen müssen sich mit ihm innerhalb von drei Tagen auf einen passenden Zeitpunkt einigen. Alle Familienmitglieder müssen daran teilnehmen, wer die Zusammenarbeit verweigert, muss akzeptieren, was die Mehrheit der anderen beschließt. Am Beginn der Konferenz bekommt derjenige, der die Konferenz einberufen hat, als Erster das Rederecht. Er bekommt einen Gegenstand (eine Puppe, einen Stein) in die Hand, den er behält, bis er zu Ende gesprochen hat. Am Beginn seiner Rede soll er sein Problem darstellen, möglichst ohne andere zu beschimpfen oder zu beleidigen. Solange er den Gegenstand in der

Hand hält, hat er das alleinige Rederecht, niemand darf ihn unterbrechen. Die nachfolgenden Redner melden sich durch Handzeichen an, warten aber, bis der Erste ausgesprochen hat. Der übergibt dann den Gegenstand seinem Nachredner. Dieser muss zunächst auf den Vorredner antworten und kann dann seine eigene Meinung vortragen, bis er den Gegenstand an den Nächsten weitergibt. Persönliche Angriffe und Beleidigungen sind zu vermeiden, sogenannte Ich-Botschaften sollten die Regel sein. Ziel der Konferenz ist eine Verabredung, die zur Lösung des eingangs genannten Problems beiträgt. Sinnvoll sind kleine Schritte, die eingehalten werden können und deren Einhaltung auch überprüft wird. Sie sind allemal besser als große Versprechungen, die niemand halten kann oder will.

Manche Eltern befürchten, dass ihre Kinder die ihnen zugebilligte Redezeit schamlos ausnutzen. Ich habe das nie erlebt.

Magersucht

Fast immer liegen der Magersucht schwerwiegende emotionale oder familienbezogene Konflikte zugrunde, deren Klärung viel Zeit in Anspruch nimmt und in den Aufgabenbereich erfahrener Kinderpsychotherapeuten gehört.

Die Eltern magersüchtiger Kinder sind oft schweren emotionalen Anfechtungen ausgeliefert, wenn sie mehr oder weniger hilflos die lebensbedrohliche Selbstzerstörung ihres Kindes mitansehen müssen. Ihre Gefühle schwanken zwischen maßloser Wut und grenzenloser Verzweiflung. Unter Umständen entstehen so Belastungen, die kaum bewältigt werden können. Oft vergiftet die Erkrankung das emotionale Klima der gesamten Familie. Auch unbeteiligte Dritte, die mit der Familie in Berührung kommen, spüren dies und werden in den Familienkonflikt einbezogen.

Der behandelnde Kinderarzt nimmt den Konflikt wahr – und sollte mit dem Phänomen der *Gegenübertragung* vertraut sein! Wenn schon er auf das Verhalten des betroffenen Kindes ärgerlich, gereizt oder auch nur genervt reagiert, wie mag es dann in der Familie zugehen, wenn kein Fremder zugegen ist? Den Begriff *Gegenübertragung* hat Sigmund Freud geprägt, um die Gefühle, Wünsche und Erwartungen des Therapeuten gegenüber seinen Patienten zu beschreiben. In der klassischen Psychoanalyse wünscht man sich eine neutrale Position, denn empirische Studien haben deutlich gezeigt, dass stark positive und stark negative Einstellungen des Therapeuten gegenüber seinen Patienten den Therapieverlauf und die Prognose maßgeblich beeinflussen. Psychotherapeuten lernen in ihrer Ausbildung (im Rahmen der sogenannten Lehranalyse) ihre eigene Gegenübertragung zu erkennen und im Idealfall auch zu beherrschen.

Der Kinderarzt muss sich der Gefahr bewusst sein, durch eine einseitige Parteinahme innerhalb der Familie großen Schaden anzurichten. Er muss sich davor hüten, seinen ersten Impulsen nachzugeben. Wenn beispielsweise ein Mädchen außer der Flucht in die Magersucht keine andere Möglichkeit gefunden hat, um sich gegen einen autoritären, destruktiven Vater aufzulehnen und abzugrenzen, darf der Kinderarzt die autoritäre Gewalt in der Familie nicht zusätzlich verstärken. Eher zum Ziel führen Überlegungen, weshalb das Kind so handelt, ob es nicht beispielsweise nur auf diese Art und Weise wirkungsvoll – aber zu einem viel zu hohen Preis – seine Aggression gegenüber den Eltern ausdrücken kann. Wichtig ist auch zu wissen, wie die Eltern auf diese Herausforderung reagieren. Manche sind wütend und aggressiv, andere hilflos und verzweifelt, manche Eltern machen sich schwere Selbstvorwürfe oder suchen die Schuld beim Ehepartner. Die meisten Eltern durchleben alle diese Gefühle, oft in Windeseile, mit immer neuen Rollen. Ob Konflikte innerhalb der Familie

Folge oder Ursache der Magersucht des Kindes sind, lässt sich oft nur durch langwieriges Nachforschen klären und dann einer sinnvollen Behandlung zuführen. Dies ist die Aufgabe des Kinderpsychotherapeuten. Der Kinderarzt hat dafür zu sorgen, dass lebensbedrohliche Komplikationen frühzeitig abgewendet werden.

In unserer Praxis haben wir beste Erfahrungen mit einer Art »Gewaltenteilung« gemacht: Der Psychotherapeut versucht die magersüchtige Patientin zu verstehen und ihr sowie ihrer Familie zu einer besseren Selbstwahrnehmung und Konfliktlösung zu verhelfen. Der Kinderarzt achtet darauf, dass dem Kind kein körperlicher Schaden widerfährt.

Hyperkinetische Störungen

Hyperkinetische Störungen sind heutzutage in aller Munde – leider! Wenn ein Kind unaufmerksam und leicht ablenkbar ist, plötzlich unüberlegt handelt und damit sich oder andere auch schon einmal leichtfertig gefährdet, wenn es überhaupt in einem Ausmaß unruhig, ruhelos und redselig ist, das seinem Alter unangemessen ist, dann leidet es möglicherweise an einer hyperkinetischen Störung. Aber keineswegs ist jedes nervige, zappelige, unaufmerksame Kind »hyperaktiv«! *Nicht immer ist störendes Verhalten gleichbedeutend mit einer Verhaltensstörung.* Vielmehr müssen alle diese Erscheinungen sehr stark, wenn nicht extrem ausgeprägt sein, damit von einer Verhaltensstörung oder gar von einer Erkrankung die Rede sein kann.

Und schließlich hängt die Beurteilung, ob ein Kind bereits sehr stark oder nur im üblichen Ausmaß unruhig und unaufmerksam ist, auch von der Toleranz der Umgebung ab. Was vom Lehrer schon als unangemessen »hyperaktiv« bezeichnet wird, kann auf die Eltern in der häuslichen Umgebung noch als völlig »normal« wirken – und umgekehrt. So ist es für Kinder sehr wichtig, sich ihrem Alter entsprechend austoben zu können. Sie erproben und verbessern hierdurch ihre körperlichen Fähigkeiten, aber sie reagieren auch innere Spannungen über körperliche Anstrengung ab. Werden Kinder hierin eingeschränkt oder behindert, etwa durch Stillsitzen-Müssen in der Schule, durch stundenlanges »freiwilliges« Stillsitzen vor dem Fernseher oder Computer, durch enge Wohnverhältnisse, übermäßige Ermahnungen der Eltern etc., so kann sich das Bedürfnis nach Bewegung und körperlicher Aktivität auch in Situationen äußern, in denen es für andere unangemessen oder eben störend ist.

Sollten die beschriebenen Verhaltensauffälligkeiten tatsächlich extrem ausgeprägt sein – bei der Beurteilung sind Eltern oft auf die Hilfe nicht nur von Lehrkräften und Erziehern, sondern auch auf die des Kinderarztes angewiesen –, so braucht das betroffene Kind dringend Hilfe. Aber auch wenn es sich noch nicht um eine hyperaktive Störung im Sinne einer Krankheit handelt, kann es notwendig sein, dem Kind psychologische Hilfen zu geben, etwa wenn es infolge der Verhaltensauffälligkeiten bereits zu Schwierigkeiten in der Schule, Leistungsproblemen oder Schwierigkeiten mit Mitschülern gekommen ist. Je ausgeprägter die Verhaltensauffälligkeiten sind, desto größer wird das Risiko, dass ein Kind in der Schulklasse von seinen Mitschülern gemieden wird, insbesondere wenn Unruhe und Unaufmerksamkeit mit aggressiven Äußerungen oder Handlungen einhergehen und deshalb in besonderem Maße als störend erlebt werden. Diese soziale Isolierung führt dann häufig zu einer Verstärkung der Symptome.

Ein hyperaktives Kind ist nicht, wie man annehmen könnte, besonders lebendig. Im Gegenteil, es kann oftmals die eigenen Gefühle und die anderer Menschen schlechter wahrnehmen oder ausdrücken als andere Kinder – ein weiterer Grund dafür, dass sich der emotionale Kontakt zu anderen schwierig gestaltet.

Manchmal hat man den Eindruck, dass ein hyperaktives Kind geradezu nach einem lebendigen Kontakt zu sich selbst und zu anderen Kindern, seinen Eltern, seinem Lehrer sucht, dass es mithilfe seiner störenden Aktivitäten sein Bedürfnis mitteilt, dazugehören zu wollen, verstanden zu werden und auch selbst seine eigene Lebenssituation besser zu verstehen. Es provoziert andere, ihre Einstellung zu ihm offen zu zeigen, auch wenn es ablehnende Gefühle sind. Sie nehmen eher negative Reaktionen ihrer Umgebung in Kauf als das Gefühl, nicht beachtet zu werden. Man hat oft den Eindruck, dass sich das Kind überfordert fühlt und sich mit seiner Unaufmerksamkeit und Rastlosigkeit einer für es selbst unerträglichen Situation entzieht.

Es kann also hilfreich sein, wenn Eltern sich fragen, ob es in der Vergangenheit, vielleicht sogar in zeitlichem Zusammenhang mit dem erstmaligen Auftreten der Verhaltensauffälligkeiten, Ereignisse gegeben hat, mit deren Verständnis und Verarbeitung ihr Kind überfordert war. Häufig ist dies bei Ereignissen der Fall, die auch für Erwachsene eine starke Belastung bedeuten (z. B. der Verlust eines nahen Angehörigen, ökonomische Krisen etc.). Aber auch positive Veränderungen der allgemeinen Lebenssituation, z. B. eine neue Partnerschaft der bisher alleinerziehenden Mutter, ein neues Geschwisterkind etc. können das betroffene Kind leicht überfordern.

Auch hier gilt die Regel: Ausführlich und offen über diese Ereignisse zu sprechen trägt viel zur Entlastung der Situation und damit des Kindes bei.

Therapie

Hyperaktive Störungen sind nicht leicht zu behandeln oder gar zu beheben. Oftmals sind hierzu längere psychotherapeutische Behandlungen notwendig. Vor allem wenn es bereits zu gravierenden Folgen (Leistungseinbrüche in der Schule, soziale Isolierung, Schulverweis etc.) gekommen ist, kann es durchaus sinnvoll sein, dass das Kind für eine kürzere Zeit auch Medikamente bekommt, um die Unaufmerksamkeit und Unruhe kurzfristig zu mindern. Mit diesen Medikamenten werden jedoch nicht die Ursachen der Erkrankung behoben: Die Verhaltensauffälligkeiten werden in der Regel nach Absetzen der Medikamente wieder auftreten. Außerdem haben die Medikamente erhebliche Nebenwirkungen und werden deshalb nur in Ausnahmefällen über längere Zeiträume verordnet.

Wir Kinderärzte arbeiten hier regelmäßig mit Kinderpsychiatern und Kinderpsychologen zusammen, nutzen aber auch eine Fülle anderer Behandlungsmöglichkeiten, darunter Ergotherapie, Logopädie, heilpädagogische Betreuung, Legasthenie-Training, Dyskalkulie-Training und anderes.

In einem ersten Schritt versuchen wir, betroffenen Kindern und Familien bei der Strukturierung des Tagesablaufs im Sinne der Kneipp'schen Ordnungstherapie zu helfen (siehe Seite 266, strukturierter Tagesplan). Natürlich wird je nach klinischer Situation auch zu einer psychotherapeutischen und/oder medikamentösen Behandlung geraten.

Hilfe zur Entspannung

Bei psychischen und psychosomatischen Problemen bieten Entspannungsmethoden eine wertvolle Hilfe. Gerade Kinder sprechen außerordentlich gut auf Techniken wie Autogenes Training, Meditation, Fantasiereisen und Yoga an. Die Übungen sollten jedoch kindgerecht gezeigt und ohne Zwang durchgeführt werden. Als Beispiel dafür sei hier die Progressive Muskelrelaxation nach Jacobson beschrieben. Sie ist leicht zu erlernen, man kann sie überall durchführen, und ihr Wirkungsspektrum ist groß.

Progressive Muskelrelaxation nach Jacobson

Körper und Seele sind eng verwoben. Durch ein gründliches Training von körperlicher Anspannung und anschließender Entspannung wird bei Kindern ebenso wie bei Erwachsenen nicht nur eine Linderung körperlicher Beschwerden wie Kopf- oder Muskelschmerzen erreicht, sondern auch eine wohltuende innere Ruhe. Die funktionelle Muskelentspannung oder Progressive Muskelrelaxation nach Jacobson beruht auf alten Methoden, ihre Wirksamkeit ist wissenschaftlich bewiesen. Edmund Jacobson (1888–1983), der Entwickler der Methode, wies bereits selbst seit 1908 den Zusammenhang zwischen Muskelanspannung und den verschiedensten körperlichen und seelischen Erkrankungen nach. Er fand auch heraus, dass eine Entspannung der Muskeln sich positiv auf die Aktivität des Zentralen Nervensystems auswirkt und auf diesem Weg für eine Vorbeugung und Heilung bei psychosomatischen Störungen sorgt. 1929 wurden die Ergebnisse seiner Forschung zum ersten Mal veröffentlicht. In Deutschland kam sein Buch *Entspannung als Therapie* erst 1990 auf den Markt, nachdem seine Methode auch hierzulande Verbreitung gefunden hatte.

Selbst Schulleistungen bessern sich bei konsequenter Anwendung der Progressiven Muskelentspannung. Am einfachsten erlernt man die Methode in Kursen, die von Kinderarztpraxen, Volkshochschulen, manchen Sportstudios oder -vereinen und oft in Zusammenarbeit mit den Krankenkassen angeboten werden.

Das Training sollte zwei Mal täglich stattfinden. Ungestörte Ruhe dabei ist wichtig. Zur Vorbereitung soll sich das Kind bequem hinlegen (Bett, Isomatte oder flaches Sofa), Gürtel und Hosenbund öffnen, die Wirbelsäule leicht schwingen lassen, Hände und Füße fest auf den Untergrund legen. Manche Kinder müssen sich vorher noch »Einrollen wie ein Igel« oder »Anspannen zur Kampfkugel«, um sich anschließend entspannt hinlegen zu können. Man kann sie auch vor Beginn der Entspannungsübung fünf bis zehn Minuten kräftig zappeln lassen.

Sieben Muskelgruppen werden nacheinander trainiert:

1. Hand, Ober- und Unterarm
2. Andere Hand, Ober- und Unterarm
3. Gesicht
4. Nacken, Hinterkopf, Schultern
5. Bauch, Po und Beckenboden
6. Bein, Fuß, Zehen
7. Anderes Bein, Fuß, Zehen

Auf jede etwa sechs bis sieben Sekunden dauernde Anspannung folgt eine Entspannungsphase, die etwa eine halbe Minute andauert. Rechtshänder beginnen rechts, Linkshänder links. Der Ablauf der Übungen (siehe unten) wird vorher besprochen bzw. geübt. Nachdem Ruhe eingekehrt ist, fokussiert das Kind unter Anleitung seine Aufmerksamkeit der Reihe nach auf die verschiedenen Körperabschnitte. Vater, Mutter oder eine andere Trainingsperson stehen im Rücken des Kindes, außerhalb seines Blickfelds und sprechen die Formeln leise in ruhigem Ton vor. Z. B.: »Wir spüren, wie die Hand auf dem Bett liegt, wandern langsam zum Ellbogen, dann zur Schulter, dann wieder zurück.« Oder: »Wir wandern in Gedanken zu den Augenbrauen, der Stirn, der Nase, dem Mund, den Lippen.« Oft muss man die Formeln wiederholen, bis man als Trainer erkennt, dass das Kind sich auf die Entspannungsformeln eingelassen hat. Zu diesem Zeitpunkt kündigt der Trainer die bald folgende Anspannung an, zählt dann bis drei, wiederholt mehrfach energisch den Befehl »Anspannen«, »Anspannen«, »Anspannen«

(ca. 7 Sekunden lang), um anschließend in weichem Ton ca. zehn Mal den Befehl zu geben: »Lösen«, »Lösen«, »Lösen«.

1. Faust machen, Unter- und Oberarm an Oberschenkel pressen, Ellbogen auf die Unterlage drücken
2. Andere Hand und Arm wie 1.
3. Gesicht: Grimasse ziehen – Augen zusammenkneifen, Lippen zusammenpressen, Nase rümpfen, Zähne aufeinanderbeißen, Mundwinkel zu den Ohren (»Hexengesicht«, »als hätte man in eine saure Zitrone gebissen«)
4. Nacken: Kinn in Richtung Brust pressen, Kopf nach hinten ziehen; Schultern hochziehen, Nackenmuskulatur anspannen (»Bulldogge«)
5. Rumpf: Bauchmuskeln anspannen, Po und Beckenbodenmuskeln anspannen und zum Hals ziehen
6. Bein heben, anspannen, Fuß zur Mitte kippen und Zehen einrollen
7. Anderes Bein wie **6.**

Nach dem kompletten Durchlauf wird alles noch einmal vertieft: Der Trainer fokussiert die Wahrnehmung des Kindes auf den eigenen Körper von unten nach oben: beide Füße, beide Unterschenkel, Gesäß, Beckenboden, Wirbelsäule im Rücken nach oben, Schulterblätter, Schultern, Nacken, Hinterkopf, Stirn, Augen, Nase, Wangen, Mund, Kiefer, vorderer Hals, vordere Schulter, Brust, beide Oberarme, Unterarme, Hände, Finger, zum Schluss der ganze Körper.

Danach kann das Kind im Idealfall einschlafen, es sollte aber auf jeden Fall noch einige Minuten liegen bleiben. Ansonsten wird die Übung aktiv beendet:

1. Füße und Beine wieder bewegen, aufstampfen
2. Arme und Hände bewegen
3. Rumpf und Kopf bewegen, sich rekeln, Katzenbuckel machen
4. Augen öffnen
5. Wieder Kontakt zur Umwelt aufnehmen

Mit kleinen Modifikationen können Geübte die funktionelle Entspannung auch im Sitzen durchführen.

Jugendliche und Erwachsene bevorzugen oft eine Variante der Progressiven Muskelrelaxation mit 16 Einzelschritten (auch vorzugsweise im Liegen):

1. Dominante Hand und Unterarm: Faust machen, Unterarmmuskeln anspannen
2. Dominanter Oberarm: Oberarm an den Brustkorb drücken
3. Nicht dominante Hand und Unterarm: wie **1.**
4. Nicht dominanter Oberarm: wie **2.**
5. Stirn: Augenbrauen zum Haaransatz hochziehen
6. Mittleres Gesicht: Grimasse ziehen, Augen zusammenpressen, Nase rümpfen
7. Mund und Kiefer: Zähne aufeinander, Mundwinkel zu den Ohren
8. Nacken: Kinn in Richtung Brust und Kopf nach hinten oder Schultern zu den Ohren
9. Schultern und obere Rückenpartie: Schulterblätter zusammen- und nach unten schieben (»in die Hosentaschen«)
10. Bauch und Beckenboden: Bauchmuskeln anspannen, Po und Beckenbodenmuskeln anspannen und nach innen ziehen

11. Dominanter Oberschenkel: Knie zum Boden drücken oder Oberschenkel gleichzeitig anheben und nach unten drücken
12. Dominanter Unterschenkel: Zehen zum Knie hochziehen
13. Dominanter Fuß: leicht anheben, zur Mitte kippen und Zehen einrollen
14. Nicht dominanter Oberschenkel: siehe **11.**
15. Nicht dominanter Unterschenkel: siehe **12.**
16. Nicht dominanter Fuß: siehe **13.**

Nicht nur unruhige oder hyperkinetische Kinder profitieren von der Progressiven Muskelrelaxation, weitere gut belegte Indikationen sind Einschlafstörungen, Schul-und Konzentrationsprobleme, AD(H)S, Kopfschmerzen (hierbei werden Elemente weggelassen, bei denen der Kopf und/oder die Nackenmuskulatur angespannt werden), Migräne (nicht im akuten Stadium), Depression (hierbei muss der Trainer viel reden, die Anspannungsphasen werden verlängert, das Loslassen verkürzt), Angst (eher klassische Phobien), Rückenschmerzen (mit einer Variante der Übung, bei der nach dem Anspannen des Rumpfs noch ein Hohlkreuz und ein Anpressen der Lendenwirbelsäule auf die Unterlage eingefügt wird).

In jedem Fall gilt: Man muss die Anspannung und die Entspannung richtig und intensiv genug durchführen, damit sie etwas bringt. Auch deshalb gilt der Rat, sie unter professioneller Anleitung zu erlernen. Das gilt für das Kind ebenso wie für die Eltern oder die Person, die es durch die Übung begleitet.

Resümee: Reden hilft!

Ohne psychologisches Rüstzeug können wir Kinderärzte unseren Patienten nicht helfen. Seelische Nöte äußern sich auf vielfältige Weise, oft versteckt, oft nicht primär verständlich. Bei extrovertierten Kindern, die brüllen und toben, ist es manchmal leichter, den Konflikt zu erkennen, als bei leisen und introvertierten Kindern. Wie die meisten Menschen sprechen auch Eltern und Kinder oft nicht gern über das, was sie wirklich bedrückt. Manchmal entsteht ein peinliches Schweigen, wenn der Kinderarzt im Beisein der Eltern nach schulischen, emotionalen oder familiären Problemen fragt. In unserer Praxis verwenden wir deshalb bei Vorsorgeuntersuchungen und vor Beratungsgesprächen Fragebögen, um auffällige Verhaltensweisen, Symptome und/oder Beschwerden zu erfahren.

Dieser Fragebogen bedeutet nicht, dass alle aufgeführten Symptome unbedingt eine schwere seelische Krankheit anzeigen. Er ersetzt nicht das persönliche Gespräch mit dem Kinderarzt, ist aber als Ausgangspunkt für ein Gespräch äußerst hilfreich, wenn die Eltern ihn in Ruhe zu Hause ausgefüllt und sich schon Gedanken über einzelne Fragen gemacht haben.

III.

Ganzheitlich behandeln: Was ich als Kinderarzt darunter verstehe

Warum wir ohne Apparate nicht auskommen

Das größte Problem am Dauerstreit zwischen sogenannter Schulmedizin und sogenannter Alternativmedizin scheint mir zu sein, dass nicht nur mit unterschiedlichen Definitionen des Begriffs »Naturheilkunde« gearbeitet wird, sondern dass auch der Begriff »Ganzheitlichkeit« vollkommen unterschiedlich verwendet wird. Die Bezeichnung ist vieldeutig und in keiner Weise geschützt – anders als das etwa im Lebensmittelhandel bei Bioprodukten der Fall ist.

Ich gehe auf dem Gebiet der Kinderheilkunde ganz klar und bewusst auf einem Weg der Ganzheitlichkeit. Das heißt für mich: Wenn ein Kind oder ein Jugendlicher in meine Praxis kommt, sei es wegen einer Krankheit oder im Rahmen der Vorsorge, dann stelle ich diesen jungen Menschen in seiner Gesamtheit in den Mittelpunkt meines Tuns. Unsere Praxis ist keine Kinderreparaturanstalt, sondern wir sehen unsere Patienten in ihrer konkreten und individuellen Lebenssituation. Dazu gehören ihre Familie, ihr Umfeld in Schule und Betreuungseinrichtungen, ihre körperliche und psychische Gesamtkonstitution, ihre Vorgeschichte.

Wenn sich gesundheitliche Störungen zeigen, dann behandeln wir diese Störungen ebenfalls in einer ganzheitlichen Weise, das heißt, mit einer Vielfalt von Mitteln und Methoden, die jeder gute Arzt beherrschen muss. Diese Methoden und Mittel wenden wir in unserer Praxis an. Apparate jeglicher Art gehören da ganz selbstverständlich dazu.

Wie sehr sich die moderne Kinderheilkunde bemüht, Kinder so weit wie irgend möglich natürlich zu behandeln, kann man gerade auf Neugeborenenintensivstationen beobachten. Selbstverständlich hängt das Leben dieser oft extrem kleinen Frühgeborenen davon ab, dass Geräte, die für ihre Atmung, ihre Ernährung und die Durchblutung ihrer lebenswichtigen Organe sorgen, ordnungsgemäß funktionieren. Aber diese kleinen Frühchen werden auch gestreichelt, weich gebettet, bewegt, man sorgt dafür, dass ihre Eltern möglichst früh und möglichst intensiv eine innere Beziehung zu ihnen aufbauen, Kontakt zu ihnen haben. Betroffene Eltern sind in der Regel sehr dankbar für das, was für ihre kleinen Kinder getan wird. Wenn man ganzheitlich behandeln will, kommt man ohne Apparate nicht aus. Menschliche Zuwendung, Wärme und Körperkontakt sind aber mindestens genauso wichtig.

Fallgeschichte

Ein Kind wird in der 26. Schwangerschaftswoche geboren. Bei der Mutter traten in der 22. Woche Blutungen auf, sie musste insgesamt vier Wochen vor der Geburt des Babys im Bett liegend im Krankenhaus verbringen. Die Geburt ist nicht mehr aufzuhalten. Das Kind kommt mit einem Geburtsgewicht von knapp 700 Gramm zur Welt und verbringt die ersten Wochen im Brutkasten. Es kann noch nicht ganz alleine atmen, benötigt also eine künstliche Beatmung. In der Familie gibt es schon ein dreijähriges Kind. Das Krankenhaus stellt für die erste Zeit ein Appartement auf dem Krankenhausgelände zur Verfügung, in dem die Familie untergebracht werden kann. Dieses Appartement wird von einer Stiftung finanziert. Die Mutter kann dadurch immer schnell auf die Intensivstation kommen, um bei ihrem Baby zu sein. Regelmäßig kommt sie, um möglichst nah bei ihrem Kind zu sein, auch um Muttermilch abzupumpen, schließlich kann auch einem Frühgeborenen von Anfang an Muttermilch gegeben werden. Auch der Vater kann jederzeit zum Kind, genauso das Geschwisterchen, das viele Fragen hat.

Das Baby wird von einem hochspezialisierten Team, bestehend aus Ärzten und Krankenschwestern, rund um die Uhr umsorgt. Es bekommt Physiotherapie zur Stärkung der Muskulatur und der Atmung, eine Musiktherapeutin hilft, in stressigen Situationen das Kind zu beruhigen. Eine Sozialarbeiterin hilft bei organisatorischen Fragen rund um die Geburt, mit Behördengängen und Krankenkassenthemen. Ein Augenarzt kontrolliert regelmäßig die Sehfähigkeit.

Das Kind gedeiht, und die Familie wird mit dem Baby nach insgesamt achtzehn Wochen (vier davon brachte die Mutter schon vor der Geburt im Krankenhaus zu) nach Hause entlassen – etwa zum eigentlich geplanten Geburtstermin.

Ich komme noch einmal zurück zu dem Vergleich mit dem Werkzeugkoffer: Wer als Handwerker statt fünf verschiedener Schraubenzieher nur einen einzigen zur Verfügung hat, wird sich redlich mühen, aber wenig Erfolg erzielen. Gleiches gilt auch für den Arzt: »Schulmedizin« und Naturheilverfahren sollen sich zum Wohle des Patienten ergänzen. Auf welche Mittel ich speziell in der Naturheilkunde setze und welche Methoden ich persönlich empfehle, habe ich ausführlich im zweiten Kapitel beschrieben. Allen genannten Verfahren ist gemeinsam, dass sie wissenschaftlichen Kriterien standhalten und ihre heilende Wirkung vielfach belegt ist.

Wo Ganzheitlichkeit jedoch so verstanden wird, dass eine einzige Methode in allen Fällen, bei allen Patienten und mit Blick auf sämtliche denkbare Krankheitsbilder helfen kann, gerät die Medizin auf dünnes Eis. Das gilt für die Therapie ebenso wie für die Diagnostik. Ein solches Verständnis stellt nämlich nicht die Patienten in ihrer Ganzheit in den Mittelpunkt ihres Denkens, sondern die Methode. Oder anders gesagt: Sie denkt nicht vom Patienten, von seinen Bedürfnissen und seiner Lebenssituation her, sondern macht die Methode zum Ausgangspunkt ihrer Überlegungen. Dass das gefährliche Auswirkungen haben kann, liegt auf der Hand, und ich habe in diesem Buch auch schon Beispiele dafür genannt.

So soll es im folgenden Kapitel darum gehen, anhand dreier Krankheitsbilder, die mich sehr häufig beschäftigen – Asthma, Neurodermitis und Kopfschmerzen –, ganzheitliche Wege der Therapie zu beschreiben.

Das vierte Kapitel schließlich soll Eltern Möglichkeiten aufzeigen, selbst herauszufinden, welche Methoden auf dem großen Markt der Naturheilkunde seriös sind – und welche nicht. Und das fünfte und letzte Kapitel gibt Ihnen Mittel zur Selbsthilfe an die Hand, wie ich sie den Eltern meiner Patienten auch in der Praxis empfehle.

Ganzheitliche Therapien

In diesem Kapitel sollen die vielfältigen Elemente einer ganzheitlichen Behandlung kranker Kinder anhand ausgewählter Beispiele beschrieben werden, die in unserer Praxis besonders häufig vorkommen. Asthma bronchiale und Neurodermitis (Atopisches Ekzem) sind sehr weit verbreitet. In beiden Fällen wenden wir eine Kombination aus klassischer Medizin und naturheilkundlichen

Verfahren an. Dabei geht es vor allem um das richtige Maß: Wir schießen nicht mit Kanonen auf Spatzen, aber wir greifen früh genug ein, um Notfälle zu verhindern. Ziel ist immer, dass die Kinder möglichst gut und unbefangen mit ihrer Krankheit leben können und im Alltag wenig beeinträchtigt werden. Auch in der Behandlung von Kopfschmerzen sind natürliche Heilverfahren unverzichtbar, sie dürften vielen Kindern mehr helfen als Schmerzmittel. Mehr noch – in der Behandlung von Kopfschmerzen und Migräne greifen alle Wege der Naturheilkunde, wie sie in diesem Buch vorgestellt werden, so harmonisch ineinander, dass das Krankheitsbild »Kopfschmerzen« gesondert dargestellt werden soll.

Asthma bronchiale

Husten ist häufig – viele Kinder schleppen übers Jahr verteilt zahlreiche Infekte der oberen Atemwege ins Haus. Das ist lästig, aber kein Grund zur Sorge. Viele Eltern machen sich aber trotzdem Sorgen, vor allem, wenn ihre Kinder andauernd oder immer wieder husten. Husten ist jedoch ein Symptom, keine Diagnose. Es gibt viele Ursachen für einen Husten: Oft sind sie harmlos, gelegentlich gefährlich. Und in manchen Fällen handelt es sich nicht um einen »normalen« Infekt- oder Allergiehusten, sondern um Asthma bronchiale.

Wie erkenne ich Asthma bronchiale?

Der Weg zu der Diagnose, welche Krankheit dem Husten zugrunde liegt, führt über eine ausführliche Befragung: Seit wann besteht der Husten? Gibt es eine Periodizität, einen Rhythmus des Hustens? Wurden spezifische Auslöser beobachtet? Wird der

Husten von einem schweren oder gar keinem Krankheitsgefühl begleitet? Tritt regelmäßig Fieber auf? Rauchen die Eltern? Gibt es eine familiäre Belastung mit Allergien oder Asthma bronchiale? Besucht das Kind einen Kindergarten oder Hort? Besteht Kontakt zu anderen Kindern, oder bringen ältere Geschwister die Infekte mit nach Hause?

Die Diagnose eines Asthma bronchiale ist manchmal nicht leicht zu stellen, weil der untersuchende Kinderarzt oft tagsüber beim Abhören seines jungen Patienten keinerlei Auffälligkeiten erfassen kann. Dann gilt die Regel: Wenn der Kinderarzt nichts hört, dann muss er auf das hören, was die Eltern ihm erzählen. Er wird gegebenenfalls auch gezielt nachfragen, ob die Eltern nachts (vor allem nach Mitternacht) pfeifende Atemgeräusche gehört haben, ob ihr Kind nachts vom Husten wach geworden ist, ob es tagsüber nach körperlichen Anstrengungen wie Rennen, Radfahren, Herumtoben Probleme mit der Atmung hat und ob sie als Eltern dann ein – oft nur leises – Pfeifen beim Ausatmen hören konnten. Hilfreich ist auch die Frage nach einer familiären Vorbelastung mit Asthma bronchiale und/oder allergischen Erkrankungen.

Was liegt dem Asthma bronchiale zugrunde?

Wir definieren diese Erkrankung als häufig wiederkehrende Verengung der Atemwege innerhalb des Brustkorbs. Diese Verengung entsteht durch ein Anschwellen der Schleimhäute, durch die Bildung eines zähen Schleims und durch ein Zusammenziehen der glatten Muskulatur in den Atemwegen. Vor allem bei kleinen Kindern spielen die Schleimhautschwellung und die Verlegung der Atemwege durch zähen Schleim eine große Rolle.

Dem Asthma bronchiale liegen entzündliche Vorgänge zugrunde, die durch Infektionen der Atemwege oder allergische Reaktionen ausgelöst werden. Bei Kleinkindern stehen Infekte im Vordergrund, das allergische Asthma entwickelt sich meist erst im Schulalter bzw. nach dem zehnten Lebensjahr. Allerdings gibt es Ausnahmen: Mein jüngster Asthmapatient mit einer eindeutigen Hausstaubmilbenallergie war zu Beginn seiner Erkrankung erst sechs Monate alt.

In diesem Kapitel soll es darum gehen, am Beispiel Asthma darzustellen, wie sich natürliche Heilmethoden und klassische Verfahren sinnvoll ergänzen. Ziel jeder Behandlung muss es sein, komplette Beschwerdefreiheit zu erreichen, sodass die betroffenen Kinder im täglichen Leben ihre Krankheit vergessen können. Dies ist – ich will das hier ganz deutlich und unmissverständlich sagen – ohne sinnvoll eingesetzte Medikamente nicht möglich.

Die Behandlung der jüngeren Asthmapatienten unterscheidet sich in manchem von der Behandlung der älteren, es gibt aber viele Überschneidungen. Zunächst also die »Kleinen«.

Das infektgetriggerte, nicht allergische Asthma bronchiale bei Kleinkindern

Eine ernst zu nehmende Ursache von chronischem oder chronisch wiederkehrendem Husten von Kleinkindern ist das sogenannte infektgetriggerte Asthma bronchiale. Bei Kleinkindern vom ersten bis zum sechsten Lebensjahr ist diese Atemwegserkrankung sehr häufig. Sie betrifft bis zu 20 Prozent dieser Kinder.

Die Prognose ist jedoch gut: Sobald die Betroffenen das Schulalter erreicht haben, ist die Krankheit in der Regel überstanden. Die Eltern sollten sich also nicht zu viele Sorgen machen, andererseits aber ihre Kinder in dieser Zeit richtig und sorgfältig behandeln. Kinder, die im Vorschulalter an Asthma litten, sind meist als Jugendliche und Erwachsene lungengesund, vorausgesetzt, sie wurden ausreichend behandelt und leiden nicht zusätzlich an anderen Krankheiten wie zum Beispiel Allergien.

Auslöser einer akuten Verschlimmerung des Asthma bronchiale sind bei kleinen Kindern in der Regel Infektionen der oberen

Atemwege, wobei oft harmlose Infektionen ein sehr schweres Asthma auslösen können. Andererseits kann auch eine schwere Infektion der Atemwege vorliegen, beispielsweise eine Lungenentzündung, ohne dass es zu einer erneuten Verschlimmerung des Asthma bronchiale kommt. Wir haben es also bei der Diagnose »Infektasthma« immer mit zwei Diagnosen zu tun: dem Infekt und dem Asthma bronchiale. Beide Krankheitsbilder müssen in jeder aktuellen Situation getrennt betrachtet und jeweils spezifisch behandelt werden.

Hohes Fieber, schlechter Allgemeinzustand, ein erschwertes Einatmen, eine anstoßende Atmung, asymmetrische Atembewegungen sprechen für eine Lungenentzündung, die natürlich in besonderen Fällen auch gleichzeitig mit einem Asthma auftreten kann. Im Zweifel hilft eine Blutuntersuchung oder eine Kontrolle der Lunge durch eine Röntgenaufnahme. Bis eine Lungenentzündung in der Röntgenaufnahme sichtbar wird, dauert es allerdings oft ein bis zwei Tage. In dieser Zeit muss das kranke Kind aber bereits behandelt werden. So ist eine sorgfältige körperliche Untersuchung, eventuell ergänzt durch eine Blutuntersuchung, oft wichtiger und eher hilfreich.

Jeder überstandene Infekt, jede Asthmaepisode kann eine bronchiale Überempfindlichkeit verursachen, die bis zu vier Wochen anhält. Da Kleinkinder ohne Weiteres bis zu zwölf fieberhafte Infektionen im Jahr durchmachen können, entsteht dann leicht der Eindruck, dass die Kinder ununterbrochen husten.

Zwölf fieberhafte Infektionen der oberen Atemwege pro Jahr, davon sechs Mal kombiniert mit einer Bronchitis? Das klingt für manche Eltern besorgniserregend, ist aber meist harmlos und – nebenbei bemerkt – nur die Spitze eines Eisbergs. Unser Immunsystem ist äußerst leistungsfähig: Unsere Kinder müssen sich mit mehreren Hundert verschiedenen Infektionserregern auseinandersetzen, und das leisten sie meist ganz nebenbei. Ein ansonsten gesundes Kind darf ohne Weiteres einen Schnupfen nach dem anderen durchmachen und zwar wochenlang, monatelang. Der Begriff »Rotznase« kommt ja nicht von ungefähr ...

Vorbeugung gegen Infektasthma

Die wirksamste Methode, dem Infektasthma vorzubeugen, ist – Sie werden es ahnen – das frühzeitige Immuntraining nach Pfarrer Kneipp. Kneipp'sche Techniken reduzieren Häufigkeit und Schwere von Infekten der oberen und unteren Atemwege und sind auch hilfreich in der Anfangsbehandlung eines akuten Infekts, der einen erneuten Asthmaschub auslösen kann. Hydrotherapie und Balneotherapie stehen in der Wirksamkeitsskala ganz oben und sollten bei jedem, zumindest bei jedem infektanfälligen Kind konsequent angewandt werden. Wenn die Erkältungen lästig werden oder zu häufig oder mit unangenehmen Begleiterscheinungen wie einem infektgetriggerten Asthma bronchiale auftreten, spätestens dann fragen wir nach, ob die Eltern schon einmal darüber nachgedacht haben (oder darüber nachdenken wollen), mit ihrem Sprössling das Kneipp'sche Immuntraining zu versuchen.

Hydrotherapie, gesunde Ernährung und Bewegung im Freien steigern die unspezifische Abwehr. Sie haben eine vorbeugende Wirkung und können den Krankheitsverlauf verkürzen. Regelmäßige Saunabesuche und Wechselduschen halbieren die Häufigkeit und Schwere von Infekten der oberen Luftwege bei Jugendlichen. Man kann davon ausgehen, dass bei Kleinkindern der Prozentsatz noch weitaus höher liegt.

Je nach Temperament und Tagesform werden ein kurzes morgendliches Wassertreten oder Taulaufen, Wechselfußbäder, kleine temperierte Güsse, Arm-, Knie- und Schenkelgüsse, später auch Oberkörpergüsse (Reizstärke I und II der Kneipp-Anwendungen) oder auch Wechselfußbäder und schließlich Wechselduschen empfohlen. Hierbei stellt sich das Kind nach dem Aufstehen und kurzen Bewegungsübungen unter die angenehm warme Dusche, lässt dabei die Haare trocken, rekelt sich und genießt die Wärme. Auf ein verabredetes Zeichen hin gießt ein Helfer (in der Regel Vater oder Mutter) einen mehr oder weniger großen Eimer kalten Wassers über Brust und Rücken und lässt den jungen Kneippianer anschließend wieder die Wärme genießen. Die Prozedur sollte man ein paarmal wiederholen und mit einem Kaltreiz beenden. Während sich das Kind abtrocknet, findet noch ein ansteigend heißes Fußbad statt. Der abschließende Kaltreiz verengt die Blutgefäße der Haut und verhindert so ein Frösteln und Frieren, das ansteigend heiße Fußbad intensiviert die Durchblutung von Schleimhäuten.

Andere Techniken, wie die (orale) Stimulation des Immunsystems mit Bakterienextrakten, die Ernährungstherapie und die Behandlung mit pflanzlichen Immunstimulantien sind deutlich weniger effektiv, Vitamine, Spurenelemente oder homöopathische Mittel sind unwirksam.

Und wo bleibt die Seele?

In der Regel überstehen Kleinkinder ein Infektasthma ohne besondere Komplikationen. Bei den meisten Eltern stellt sich eine gelassene Routine ein. Die kleinen Kerlchen werden im englischsprachigen Bereich gern auch als »happy wheezer« bezeichnet, als »glückliche Keucher«, um zum Ausdruck zu bringen, dass es den Kindern oft trotz oder doch mit ihrer Krankheit erstaunlich gut geht. In der Regel ist das so.

Kein Kind mit Asthma bronchiale ist allein deshalb als seelisch krank anzusehen, weil es an einer sehr häufig auftretenden Atemwegserkrankung leidet. Prospektive Untersuchungen haben gezeigt, dass sich im statistischen Durchschnitt das Verhalten von Eltern allergiekranker Kinder vor Ausbruch der Krankheit nicht von dem gesunder Kinder unterscheidet. Andererseits ist das Asthma bronchiale eine chronische, unter Umständen lebenslange Krankheit. Die stete Sorge um das kranke Kind, die andauernde Behandlung und Kontrolle, die Angst vor Asthmaanfällen, das Gefühl der körperlichen Behinderung können dazu führen, dass seelische Prozesse die körperliche Erkrankung zementieren.

Manchmal findet ein Kind aber auch keinen anderen Weg, um seine seelische Not auszudrücken, als durch körperliche Symptome im Sinne einer psychosomatischen Erkrankung – wie in der folgenden Fallgeschichte. Die immer wiederkehrenden Anfälle von Atemnot können symbolisch als steckengebliebener Husten verstanden werden, mit dem der Junge die lähmende Trauer abzuwehren versuchte. Husten ist eine Abwehrhandlung (s. a. Seite 173, nach dem Fallbeispiel »Das schwarze Loch«).

Tödliche Trauer

Der erste Eindruck war der einer Bilderbuchfamilie: ein sich innig liebendes Elternpaar mit einem einjährigen Sohn. Doch war der Vater schwer an Krebs erkrankt, er verstarb innerhalb eines Jahres. Die Mutter fand nicht die Kraft, diesen Verlust zu überwinden, die Trauer schien sie schier zu überwältigen. Wie Kleinkinder das häufig tun, versuchte der kleine Junge verzweifelt, seine Eltern – später seine verwitwete Mutter – aufzuheitern, sie auf sich aufmerksam zu machen. Trotz aller Anstrengungen gelang es ihm nicht, die gewünschte Reaktion zu erreichen. Er litt unter der tiefen Trauer, die sich wie eine dunkle schwere Wolke über seiner Mutter ausbreitete. Gleichzeitig entwickelte er ein Asthma bronchiale, das einen immer schwereren Verlauf nahm und immer intensivere Therapiemaßnahmen erforderte. Allergische Mitursachen und Infekte spielten dabei kaum eine Rolle. Die seelische und körperliche Verfassung des Jungen verschlechterte sich zunehmend. Auch Jahre nach dem Tod ihres Mannes fand die junge Frau nicht wieder ins Leben zurück, sondern verblieb in ihrer lähmenden Trauer. Sie spielte sogar offen mit dem Gedanken, Suizid zu begehen. Eine Psychotherapie lehnte sie ab. Als der Sohn vier Jahre alt war, heiratete seine Mutter einen wesentlich älteren Mann, verließ ihn aber, als sie mit einer Tochter schwanger war. Mutter, Sohn und Tochter leben wohl noch immer zurückgezogen in einem abgelegenen Dorf auf dem Land.

Die Behandlung asthmakranker Kleinkinder

Eines sei hier gleich vorausgeschickt: Ohne seriöse naturheilkundliche Heilverfahren kann man kein asthmakrankes Kind behandeln. Das gilt für viele Bereiche der Erkrankung.

Asthmatische Reaktionen auf einen sonst harmlosen Infekt dürfen nicht als Immunschwäche interpretiert werden. Es handelt sich um eine überschießende Entzündungsreaktion auf dem Boden einer sogenannten bronchialen Hyperreagibilität. Diese überschießende Reaktion des Körpers gilt es zu dämpfen. Lungenerweiternde Mittel allein helfen oft wenig, sie müssen durch entzündungshemmende Mittel ergänzt werden. Da wie erwähnt die Phase der Überempfindlichkeit der Atemwege oft mehrere Wochen andauert, müssen auch die Asthmamedikamente über einen längeren Zeitraum gegeben werden. Dabei sollte man nach Möglichkeit phasengerecht behandeln, d. h. Auswahl und Dosierung der Medikamente dem Zustand des Kindes anpassen.

Das infektgetriggerte Asthma bronchiale bei Kleinkindern folgt häufig einem typischen Zeitverlauf: Am ersten Tag beginnt ein Schnupfen, ihm folgen am zweiten Tag ein tiefer Husten und am dritten Tag ein vor allem nachts, nach Mitternacht, auftretendes Pfeifen.

Den beginnenden Infekt der Atemwege behandeln wir, wie im vorigen Kapitel (siehe S. 55) beschrieben, mit ansteigend heißen Fußbädern, reichlich Trinken und Schonung. Die meist durch Viren verursachte Bronchitis bedarf in der Regel keiner besonderen Behandlung. Schleimlösende Hustensäfte, vor allem pflanzlicher Herkunft, sind hilfreich und können auch mit asthmawirksamen Medikamenten kombiniert werden. Wegen ihrer mäßig lungenerweiternden Wirkung kann eine Kombination von Präparaten aus Efeublättern und Thymiankraut mit synthetischen Betamimetika wie Salbutamol durchaus sinnvoll sein. Fertigpräparate sind zu bevorzugen: Wirkstoffe aus dem Efeu sind in wässrigen Extrakten nicht bzw. kaum enthalten; Thymol als Hauptwirkstoff des Thymiankrauts ist in Tees kaum zu finden. Die Inhalation von physiologischer Kochsalzlösung löst Schleim und ist auch bei einer Bronchitis angezeigt.

Die weitere Behandlung folgt einem Stufenplan, der im Folgenden erläutert wird (und im Wesentlichen den Empfehlungen unserer Fachgesellschaft entspricht):

- **Stufe I**
  Je nach Ausgangssituation beginnen wir bereits beim ersten Schnupfen eines sonst gesunden Kindes mit der Inhalation von physiologischer Kochsalzlösung kombiniert mit Salbutamol, einem lungenerweiternden Wirkstoff, und Montekulast, einem sogenannten Leukotrien-Antagonisten, der gute antientzündliche Wirkungen besitzt. Falls sich bei dieser Behandlung nicht (wie beim Infektasthma üblich) an den darauffolgenden Tagen Husten und nächtliches Pfeifen einstellt, kann man davon ausgehen, dass das Infektasthma rechtzeitig ab-

gewehrt wurde. Die Behandlung mit Montekulast kann abgebrochen werden, das Kind sollte eine Woche lang nur Kochsalzlösung und Salbutamol inhalieren.

- **Stufe II**
  Kommt es jedoch zu einer Verschlechterung, so steigern wir die Behandlung, fügen dem Salbutamol ein zweites lungenerweiterndes Präparat hinzu, zögern aber bei Bedarf auch nicht mit der Inhalation von Cortisonpräparaten (siehe nächste Stufe).

- **Stufe III**
  Cortison wird je nach Bedarf in einer niedrigen oder

- **Stufe IV**
  höheren Dosis verabreicht, falls nötig auch über einen längeren Zeitraum.

Bei hochakuter Verschlechterung müssen Cortisonpräparate auch in flüssiger Form als Sirup eingenommen oder als Zäpfchen verabreicht werden. Eltern asthmakranker Kinder sollten – am besten im Rahmen von Asthmaschulungen, von denen noch die Rede sein wird – gelernt haben, wie Notfälle zu handhaben sind, immer genügend Notfallmedikamente vorrätig haben, sie frühzeitig einsetzen, aber auch wissen, wann sie den Notarzt oder den Krankenwagen rufen müssen.

Cortisonpräparate werden zum Teil kritisch gesehen. Viele Eltern fürchten Nebenwirkungen dieser Präparate, eigentlich zu Unrecht, wenn die Medikamente sinnvoll eingesetzt werden. Es sind inzwischen Cortisonpräparate im Handel, die fast ausschließlich an der Lunge wirken: Sobald sie die Lunge verlassen, wird der Wirkstoff v. a. in der Leber inaktiviert und ausgeschieden, sodass kein Schaden am Gesamtorganismus auftreten kann. Frühere Untersuchungen haben gezeigt, dass ein schlecht behandeltes Asthma Kinder im Längenwachstum etwa 2 bis 3 Zentimeter kostet. Asthma ist eine sogenannte konsumierende oder zehrende Erkrankung: eine schwere Erkrankung, die sehr viel Energie verbraucht. Die Einbuße an Längenwachstum durch eine hoch dosierte, jahrelang sachgerecht durchgeführte Dauertherapie mit inhalierten Cortisonpräparaten beträgt maximal 1 Zentimeter. Ein nicht ausreichend behandeltes Asthma bronchiale kann außerdem zu schweren Strukturveränderungen im Körper führen, mit Folgen bis hin zu einer lebenslangen Invalidität. Damit ist also nicht zu spaßen. Vermeintliche Wunderheiler, die die Angst vor Cortison schüren, um ihre eigene »Alternativmethode« anzupreisen, handeln verantwortungslos.

Doch zurück zum Stufenplan: Sobald durch den Einsatz der Medikamente das Asthma erfolgreich in Schach gehalten ist und aus dem asthmatischen Husten ein Reinigungshusten beziehungsweise eine banale Bronchitis geworden ist, können wir die Medikamente allmählich reduzieren. Die Betonung liegt dabei auf »allmählich«, es sollte wirklich sehr langsam geschehen. Solange die Kinder bei körperlichen Anstrengungen husten und nachts wegen ihres asthmatischen Hustens nicht schlafen können, müssen sie manchmal noch monatelang weiterbehandelt werden. Die Behandlung soll dazu führen, dass das Kind im täglichen Leben keinerlei Einschränkung durch die Erkrankung erfährt. Bei Kindern ab vier Jahren sind regelmäßige Lungenfunktionskontrollen technisch möglich und sinnvoll, eigentlich auch unverzichtbar.

Durch geeignete Geräte, entweder elektrisch betriebene Inhaliergeräte wie beispielsweise den Pariboy oder passende Dosieraerosole mit einer altersentsprechenden Atemhilfe, wird das Medikament dorthin gebracht, wo es wirken soll. Oft stellt sich die Frage, welche Inhalationstechnik angewendet beziehungsweise welches Inhaliergerät benutzt werden soll. Zur Wahl steht einmal die Feuchtinhalation mit elektrischen Geräten, die ein Aerosol erzeugen, das fein genug ist, um in die Lunge zu gelangen und dort seine Wirkung zu entfalten. Kleinere Kinder rebellieren oft dagegen – es kann ein echter Kampf am Inhaliergerät entstehen. Für manche Kinder ist das Inhalieren mit einem Dosieraerosol einfacher. Allerdings geschehen hier oft gravierende Fehler, sodass der Wirkstoff nicht am Zielort ankommt. Inhalierhilfen, die ein besseres »Zielen« des Aerosols möglich machen, sind bei Kindern unter zwölf Jahren, oft auch bei älteren Kindern, unverzichtbar. Kinderärzte, manchmal auch geschulte Arzthelferinnen, zeigen den Kindern, wie sie inhalieren sollen; spätestens in der Asthmaschulung lernen sie es gründlich.

Richtig inhalieren mit Kleinkindern

- Stellen Sie den Pariboy auf ein Kissen, sodass das Motorengeräusch leiser wird. Füllen Sie den Pariboy nur mit physiologischer Kochsalzlösung und animieren Sie Ihr Kind, kräftig gegen den »Dampf« anzublasen. Nach jedem Blasen wird das Kind tief inhalieren, ohne es zu merken und dagegen zu protestieren. Sobald Wirkstoffe verabreicht werden sollen, müssen Sie natürlich eine Maske, bei älteren Kindern ein Mundstück benutzen. Nehmen Sie Ihr Kind auf den Schoß, drücken Sie es an sich, führen Sie die Atemmaske von unten an das Gesicht und lassen Sie sich vom ersten Protest nicht entmutigen. Das Kind wird hoffentlich bald merken, dass ihm das Inhalieren guttut. Versuchen Sie, Ihr Kind ruhig und beharrlich davon zu überzeugen, dass es mitmachen muss. Sie diskutieren mit ihm ja auch nicht, ob es sich im Auto anschnallen lässt. Im Notfall muss das Inhalieren klappen!

- Machen Sie Ihre Kleinen in Trockenübungen mit den Inhalierhilfen (Vortex oder Aerochamber) vertraut: als Elefantenrüssel, als Trompete, Ihrer Fantasie sind da keine Grenzen gesetzt.
- »Atme mal tief ein!« Diese Anweisung verstehen kleinere Kerlchen oft nicht. Hier hilft das Wattebausch-Spiel: Legen Sie Wattebäusche oder kleine Wollknäuel auf den Küchentisch, setzen Sie sich, am besten zu mehreren einander gegenüber, und versuchen Sie, sich gegenseitig die Wattebäusche zuzublasen.
- Generell gilt: Vormachen ist besser als Reden. Also nicht »Atme mal tief ein!«, sondern selbst tief einatmen und das Kind zum Mitmachen animieren.
- Versuchen Sie bitte nicht, Ihr Kind nur im Schlaf inhalieren zu lassen, und dann noch mit schlechtem Gewissen!

Basis einer wirkungsvollen Behandlung ist immer (!) eine ausreichende Therapie mit Medikamenten, die sich nach den Empfehlungen der Fachgesellschaften richtet. Der Versuch, Naturheilverfahren als Alternativmethode darzustellen, die diese Regel außer Kraft setzen und Medikamente unnötig machen könnte, schadet dem Patienten und dem Ansehen der klassischen Naturheilverfahren!

Natürliche Heilverfahren sind für Ärzte, die wie wir in unserer Praxis asthmakranke Kinder versorgen, aber selbstverständlich unverzichtbar. Zu ihnen gehören außer den Kneipp'schen Verfahren die Atemtherapie, wie bei allen psychosomatischen Erkrankungen die Psychotherapie, die Bewegungstherapie, Entspannungsverfahren, Physiotherapie und Phytotherapie. Diätetik, Ernährungstherapie und Akupunktur spielen eine eher untergeordnete, ergänzende Rolle.

Dies gilt für jüngere und ältere Kinder, sodass zunächst die Besonderheiten in der Diagnostik und Behandlung von Schulkindern und Jugendlichen beschrieben werden sollen und dann die erwähnten naturheilkundlichen Verfahren.

Asthma bronchiale bei größeren Kindern und Jugendlichen – Allergien

Bei älteren Kindern ist die Diagnose eines Asthma bronchiale oft leichter zu stellen als bei den ganz kleinen. Oft kommen sie zum Arzt, weil sie beim Sport nicht mit den anderen mithalten können oder weil sich zu dem bisherigen Heuschnupfen anfallsweise Atemnot gesellt. Dieser Etagenwechsel (man bezeichnet damit die Tatsache, dass zunächst die oberen Atemwege und dann die tieferen Atemwege von allergischen Reaktionen betroffen sind) ist nicht selten und lässt sich durch eine frühe Allergiediagnostik und entsprechende Behandlung häufig vermeiden. Bei der Anamnese sind manchmal Fragebogen hilfreich.

Die allergischen Zusammenhänge können kompliziert sein. Manchmal verschweigen die Kinder eindeutige Beobachtungen, beispielsweise allergische Reaktionen, die sie nach dem Kontakt zu ihrem geliebten Haustier erleben mussten. Kein Wunder, befürchten sie doch (leider manchmal zu Recht), sich von dem Tier trennen zu müssen. Nicht nur Reaktionen auf Allergene, die inhaliert werden, können Asthma auslösen, sondern auch Nahrungsmittelallergene. Allergiediagnostik ist oft Detektivarbeit.

Bei älteren Kindern gehören zur **Basisdiagnostik** neben einer ausführlichen Befragung immer auch Lungenfunktionskontrollen und Allergietests, sei es als Hauttest und/oder als Laboruntersuchung. Lungenfunktionskontrollen können ab einem Alter von etwa vier Jahren (manchmal auch früher) durchgeführt werden; sie sind schonend und erlauben eine bessere Einschätzung der klinischen Situation als eine körperliche Untersuchung. Außerdem sind sie nötig, um eine schleichende Verschlechterung des Krankheitsprozesses nicht zu übersehen. Manche Kinder gewöhnen sich dermaßen an die Einschränkung ihrer Leistungsfähigkeit, dass sie eine Verschlechterung der Lungenfunktion nicht mehr wahrnehmen. Sie sind besonders gefährdet.

Man muss also genau hinschauen und regelmäßig kontrollieren, auch als Vater und Mutter, sollte dabei aber nicht übertreiben, wie es in unseren beiden folgenden Beispielen geschah.

Das gläserne Kinderzimmer

Ein Grundschullehrer zog mit seiner Familie in ein kleines abgeschiedenes Dorf im Pfälzer Hinterland. Sein Sohn, das einzige Kind, sollte sich nicht den verschmähten Dialekt angewöhnen, sondern weiterhin artikuliertes Hochdeutsch sprechen. Also wurde der Kontakt des Jungen zu den Kindern im Dorf eingeschränkt. Den Schulunterricht seines Sohnes übernahm der Vater weitgehend selbst. Er unterrichtete im Nachbardorf, daher wurde das Kind eigens in die dortige Schule gebracht. Zusätzlich litt es an einem Asthma bronchiale und einer Hausstaubmilbenallergie. Selbstverständlich wurden die Hausstaubmilben mit einem umfassenden Sanierungsplan bekämpft: Im Kinderzimmer befanden sich weder Bücher noch Schmusetiere, kein Staub fangendes Spielzeug und auch keine Vorhänge oder Teppiche, das Bett hatte ein kaltes Eisengestell, auf dem allergikerfreundliches Bettzeug lag. Und da das kranke Kind kontinuierlich überwacht werden musste, wurde die Kinderzimmertür durch eine Glastür ersetzt. Für zweimaliges Hüsteln bekam der Junge eine Woche Ausgangsverbot. So hoffte der besorgte Vater dem Anstrengungsasthma seines Sohnes entgegenzuwirken. Als behandelnder Kinderarzt aber frage ich mich: Was nützt dem Jungen ein klinisch reines, saniertes Kinderzimmer, in dem sich nicht einmal eine Hausstaubmilbe wohlfühlt?

Der Beerenwein ist schuld

Es geschah immer wieder: Mindestens einmal im Monat musste die vierzehnjährige junge Patientin wegen eines schweren Asthmaanfalls mit Blaulicht zur nächsten Klinik gefahren werden. Warum erlebte das Mädchen diese Anfälle derart regelmäßig und noch dazu mit solcher Intensität? Es war ein Rätsel. Und doch wieder nicht, wenn man die Geschichte der Familie kannte: Die Mutter der jungen Patientin hatte dreißig Jahre lang in der Obhut ihrer eigenen Mutter (der Großmutter unserer Patientin) gelebt, bis sie sich auf einem Sommerfest Hals über Kopf in einen jungen Mann verliebte. Offenbar war der zu diesem Anlass großzügig ausgeschenkte Beerenwein nicht unschuldig an den Folgen der Begegnung. Die jungen Leute »mussten« bald darauf heiraten, wie es damals noch hieß. Schon im Frühjahr gebar die Frau eine Tochter, unsere spätere Patientin. Das kleine Mädchen erkrankte im Alter von zwei Jahren mehrfach an Infekten der oberen Luftwege. Der Vater versuchte seine kleine Tochter regelmäßig »abzuhärten«, wie er es nannte. Als er das Mädchen einmal während einer Bronchitis kalt abduschte, brach die Asthmakrankheit aus – so sah das im Rückblick zumindest die Mutter. Sie trennte sich kurzerhand von ihrem Mann und ließ sich scheiden. Von nun an widmete sie sich ganz und gar der Pflege ihrer asthmakranken Tochter und beaufsichtigte das Mädchen rund um die Uhr. Schließlich hätte es sich im Schwimmbad erkälten können, oder es hätte vergessen können, seine Medikamente regelmäßig einzunehmen, und was sonst nicht noch alles mehr. Die Mutter lebte in der Gewissheit dass sie ihr Kind auch zum ersten Rendezvous würde begleiten müssen, und erwartete, dass ihre Tochter mindestens bis zu ihrem dreißigsten Geburtstag bei ihr bleiben würde – ebenso wie sie es einst mit ihrer eigenen Mutter gehalten hatte. In ihrer stetig wachsenden Angst um die kranke Tochter war sie so gefangen, dass der Versuch, das Kind vor allen Gefahren zu schützen, für sie zur Lebensaufgabe wurde. Diese zwanghafte Fixierung mitansehen zu müssen war für mich als Arzt beklemmend. Nur ganz allmählich gelang es, die Ängste der Mutter abzubauen. Das beengende Verhalten zwischen Mutter und Tochter entspannte sich allmählich. Notfalleinweisungen waren danach nicht mehr nötig.

Die medikamentöse Behandlung von Schulkindern und Jugendlichen greift auf die gleichen Wirkstoffe zurück, die für Kleinkinder beschrieben wurden, allerdings meist in anderer Darreichungsform: als Dosieraerosole oder Spray. Fast in allen Altersklassen ist die Verwendung von Atemhilfen (wie bereits erwähnt) sinnvoll.

Bei der Anleitung der Kinder und Jugendlichen wollen wir erreichen, dass sie einen ungezwungenen Umgang mit ihrer Erkrankung praktizieren und sich nicht schämen, vor anderen zu inhalieren oder die gelernten Atemtechniken anzuwenden. Zudem wollen wir eine ausreichende Selbstwahrnehmung fördern, damit sie ihre Leistungsfähigkeit gut einzuschätzen lernen. Die Kinder werden mit Notfallplänen ausgestattet. In der Regel ist auch eine gute Zusammenarbeit mit Lehrkräften und Betreuungskräften in Hort und Gesamtschule zu erreichen.

Besondere Bedeutung kommt dem Umgang mit dem sogenannten Anstrengungsasthma zu. Eine plötzliche körperliche

Anstrengung, beispielsweise das schnelle Rennen, um einen anfahrenden Bus noch zu erreichen, kann ein latentes Asthma plötzlich aktuell werden lassen. Man vermutet, dass diese Reaktion durch das zu rasche tiefe Eindringen von nicht ausreichend vorgewärmter kalter Luft in das überempfindliche Bronchialsystem ausgelöst wird. Derart überempfindliche Atmungsorgane beeinträchtigen die Lebensqualität erheblich und zwingen zur Dauertherapie.

Manche Kinder gehen von der irrigen Annahme aus, ein Anstrengungsasthma würde sie an sportlichen Aktivitäten hindern. Das Gegenteil ist der Fall, die Kinder müssen nur ausreichend medikamentös behandelt sein und sich richtig verhalten. Hierzu erzähle ich gern die Geschichte eines Radrennfahrers, den ich betreuen konnte, als ich noch in der Erwachsenenmedizin tätig war: Er konnte oft nicht die Treppe zu seiner Mietwohnung im ersten Stock hochrennen, ohne blaue Lippen aufgrund seines schweren Asthma bronchiale zu bekommen. Trotzdem konnte er Radrennen fahren und gewinnen: indem er ganz langsam seine Leistung steigerte und immer schneller fuhr, bis er eine nicht mehr überholbare Geschwindigkeit erreichte. Er beschrieb seine Taktik als »unter dem Anstrengungsasthma durchtauchen«.

Bewegungstherapie bei Asthma

Und dieser Radrennfahrer ist kein Einzelfall. Unter Asthmatikern gibt es viele Hochleistungssportler, und die Bewegungstherapie ist auch außerhalb des Leistungssports ein wichtiger Bestandteil der ambulanten, aber auch der kurmäßigen oder stationären Asthmatherapie. Ihr Ziel ist eine Verbesserung der Leistungsfähigkeit von Herz und Lunge.

Empfehlungen zur Bewegungstherapie

- Körperliche Intervallbelastungen ohne extreme Anforderungen
- Spielerisch gestaltete Atemgymnastik bzw. Atemtherapie (siehe unten)
- Bewegungen im Wasser und Schwimmen (Trockenreize der Bronchialschleimhaut werden vermindert)
- Bewegungsspiele (mit Aufwärmphasen und wechselnden Anforderungen mit Ruheintervallen zur Vermeidung einer Sauerstoffschuld)
- Unter den Sportarten eignen sich besonders Skilanglauf, Bogenschießen, Brustschwimmen, Intervalltraining und Aerobic. Wichtig ist bei jeder sportlichen Tätigkeit die allmähliche Leistungssteigerung (d. h. das »Warmlaufen«), um die Gefahr des anstrengungsinduzierten Asthma bronchiale zu vermeiden. Das gilt auch und gerade für Leistungssportler.

Hilfe zur Selbsthilfe – Atemtherapie

Eine akute Atemnot kann rasch zur Panik führen. Das Anschwellen der Schleimhäute, die Verlegung der Atemwege durch zähen Schleim und die Verkrampfung der Bronchialmuskulatur führen dazu, dass Luft zwar noch relativ leicht in die Lungen hineingelangt, aber nur noch schlecht ausgeatmet werden kann. Die Luft bleibt in der Lunge gefangen, die Lunge wird dadurch überdehnt; zusätzlich behindern überblähte Lungenabschnitte sich gegenseitig (die Luft wird »gefesselt«). Durch hektisches Atmen kann die Luftnot massiv verschlimmert werden.

Atemerleichternde Körperhaltungen und Techniken wurden im vorigen Kapitel bereits ausführlich beschrieben. Wichtig ist, dass man sie erlernt, *bevor* man sie im Ernstfall braucht.

Psychohygiene – Psychotherapie – Psychosomatik

Das Asthma bronchiale galt lange Zeit als das Paradebeispiel einer psychosomatischen Erkrankung. Viele Ärzte und noch mehr Hobbypsychologen haben sich mit Verve auf dieses Thema gestürzt und bei jedem asthmakranken Kind tiefgehende psychische Störungen vermutet. Dies hat dazu geführt, dass so manche Mutter als »asthmatogen« verunglimpft wurde und so nicht nur unter der Krankheit ihres Kindes, sondern auch noch unter den Schuldzuweisungen ihrer Umgebung zu leiden hatte. Manche dieser unreflektierten Schuldzuweisungen, zu denen sich Laien manchmal versteigen (wir nennen sie deshalb gern »Küchenpsychologen«), interpretieren Krankheit letztlich als Strafe für »sündiges« Fehlverhalten. Solche Erklärungsmuster gehören ins Mittelalter und nicht in unsere Zeit! An dieser Front ist es erfreulicherweise ruhiger geworden. Zumindest im Bereich des Asthma ist die Küchenpsychologie aus der Mode gekommen.

Doch selbstverständlich hängen Asthmaerkrankungen und emotionale Störungen auf vielfältige Weise zusammen. Wir wissen heute, dass solche Störungen bei asthmakranken und hautkranken Kindern auftreten – aber eben *als Folge* der Erkrankung und nicht als Ursache. Andererseits gibt es durchaus psychogene Auslöser. Emotionale Faktoren können durchaus verschlimmernd, auslösend oder grundsätzlich als Ursache für das Asthma bronchiale wirksam werden. Der Arzt muss aufmerksam sein, um sie wahrzunehmen.

Die Laus im Pelz der Schwiegermutter

Die Oma lebte mit in der Dreizimmerwohnung in der kleinen Familie unseres Patienten. Sie mischte sich in alles ein und ließ kein gutes Haar an ihrem Schwiegersohn. Sie und ihre Tochter hatten an allem etwas auszusetzen. Der Vater zog sich mehr und mehr zurück und überließ seinen sechsjährigen Sohn der Obhut der beiden Frauen. Diese wiederum hatten bezüglich der Behandlung des Jungen sehr eigene Vorstellungen. Der Sohn hätte gern Rückhalt bei seinem Vater gefunden, erlebte ihn aber als hilflos, ohne eigene Präsenz.

In der psychotherapeutischen Beratung wurde der Junge aufgefordert, seine Familie als verzauberte Familie darzustellen. Diese Technik gibt Kindern die Möglichkeit, sich ohne Worte auszudrücken. In Bildern können sie ihre innere Erlebniswelt darstellen, ohne darüber reden zu müssen. Unser junger Patient lieferte ein sehr sprechendes Bild seiner Familienkonstellation: Mutter und Oma waren als zwei große haarige Tiere dargestellt, vielleicht Bären, er selbst als kleine Maus zwischen den großen Tieren und sein Vater – als Laus im Pelz der Schwiegermutter. Die Therapie war schwierig, die Oma war kaum einsichtig, der Vater immerhin zeigte mehr Präsenz.

Das schwarze Loch

Regina war das mittlere Kind der fünfköpfigen Familie eines Diakons. Für die katholische Kirche musste sich die ganze Familie in den Dienst am Nächsten stellen. Der materielle Lohn für diesen Altruismus war gering, umso höher die versprochene ideelle Entlohnung. Letztere überzeugte aber nicht alle Familienmitglieder, und so machte sich in der Familie eine unterschwellige Aggressivität breit, über die aber nicht gesprochen wurde. Regina entwickelte ein schweres Asthma bronchiale. Allergische Mitursachen waren eher unbedeutend. Die Anfälle wurden oft durch undurchsichtige, diffus gefühlsbetonte und mit Vorwürfen behaftete Situationen ausgelöst.

Regina schilderte sehr eindrücklich, wie sie die als scheinheilig empfundene Atmosphäre während des familiären Kaffeetrinkens am Sonntagnachmittag – an dem beliebig viele Betschwestern des Ortes teilnehmen durften – belastete, wie sie spürte, dass die Atembeklemmung in ihr hochstieg und sie nur durch einen handfesten Streit den drohenden Asthmaanfall abwenden konnte.

Sie signalisierte mir früh, wie wichtig es ihr war, dass Distanz gewahrt und ihre Autonomie geachtet wurde. Wörtlich sagte sie später: »Wenn ich im schwarzen Loch gesessen bin, bist du draußen geblieben und hast mich rausgeholt. Du hast dich nicht wie die anderen zu mir ins Loch gesetzt und mir noch die Luft zum Atmen genommen.« Die überaus kluge Selbstbeobachtung dieser jugendlichen Patientin kann man auch auf einer psychologischen Ebene beschreiben. Es wird hier nämlich der Unterschied zwischen Empathie und Mitgefühl beschrieben. Jemand, der seinem Kind, seinem Partner oder seinen Patienten helfen will, muss in der Lage sein, sich in den inneren Zustand seines Gegenübers hineinzuversetzen: Er muss sein Gegenüber verstehen. Gleichzeitig muss er aber deutlich die Befindlichkeit seines Gegenübers von der eigenen Befindlichkeit unterscheiden können.

Die Neurowissenschaftlerin Tania Singer geht aufgrund neuerer Hirnforschungen von einem messbaren Unterschied zwischen »Empathie« und »Mitgefühl« aus. Ihre Schmerzempathie-Experimente zeigen, dass das empathische »Miterleiden« von fremdem Schmerz von einem anderen neuronalen Netzwerk verarbeitet wird als das aktiv-wohlwollende Mitgefühl: »Empathie ist eher wie eine Resonanzfähigkeit – man teilt ein Gefühl mit einem anderen Menschen, ist aber der Gefahr ausgesetzt, überwältigt zu werden und in empathischen Stress zu geraten. Mitgefühl dagegen hat eine andere Qualität. Es hat etwas von der Fürsorge einer Mutter, die ihr

Kind tröstet, und ist verbunden mit positiven, beruhigenden und liebevollen Gefühlen.« Während die spontane Empathie mit dem Leid eines anderen Menschen zu emotionaler Erschöpfung führen kann, ist unter den gleichen Umständen das aktive Mitgefühl belohnend. Und es ist darüber hinaus trainierbar.

Regina sollte nach dem Wunsch des Vaters Krankenschwester oder Kindergärtnerin werden, entzog sich aber dem Helfersyndrom der Eltern: Sie wurde Goldschmiedin und sehr glücklich in ihrem Beruf. Sie und viele andere Patienten haben mir gezeigt, wie wichtig die respektvolle Distanz zur emotionalen Welt der Kinder ist und wie sehr wir vor allem empfindsamen Kindern schaden, wenn wir uns als Eltern oder als Ärzte ihrer bemächtigen und ihnen keine eigene Existenz zubilligen.

Symbolisch betrachtet, kann man das Asthma bronchiale sowohl in körperlicher als auch in seelischer Hinsicht als erfolglosen Reinigungsversuch betrachten bzw. verstehen.

Zu diesem Zweck sei zunächst der normale Hustenreflex erklärt: Gerät ein Fremdkörper in die Atemwege, wird tief Luft geholt, die Atemwege werden durch Muskelkontraktion verengt, sodass bei der forcierten Ausatmung ein starker Luftstrom entsteht. Danach wird durch eine heftige Ausatmung der Fremdkörper aus der Lunge ausgehustet und damit entfernt. Beim Asthma bronchiale führen die Veränderungen in der Lunge dazu, dass dieser Reinigungsmechanismus versagt. Zäher Schleim und Schleimhautschwellung verlegen die Atemwege, sodass die Luft nicht mehr entweichen kann; der Husten bleibt stecken.

Psychosomatische Erkrankungen werden so verstanden, dass seelische Störungen, die unbewusst bleiben oder ins Unbewusste verdrängt werden, einen körperlichen Ausdruck, ein körperliches

Symptom finden. Bei den beiden geschilderten Kindern hatte ich den Eindruck, sie konnten nur mit diesem körperlichen Symptom ausdrücken, dass sie die Übergriffe bestimmter Familienmitglieder abwehren mussten – was ihnen aber nicht gelang. Ihr Husten blieb stecken, sie wurden die feindlichen Übergriffe nicht los.

Beiden Kindern und übrigens auch dem im vorigen Kapitel geschilderten Jungen, der zwischen zwei »Müttern« gefangen war, gelang es allmählich, im Laufe langer Therapien (Familientherapie und Individualtherapie, Verhaltensmodifikationen) sich emotional besser abzugrenzen. Je besser ihnen dies gelang, desto schwächer wurde auch das körperliche Symptom und desto leichter ließ sich das Asthma bronchiale behandeln.

Als behandelnder Arzt, als Therapeut, wird man immer darauf achten müssen, die Autonomie der Kinder zu stärken, auch in speziellen Schulungen.

Asthmaschulung

Das sogenannte Self-Management ist ein erklärtes Ziel aller Asthmaschulungen. Die Kinder, vor allem die älteren, sollen befähigt werden, sich selbst autonom zu helfen.

In vielen spezialisierten Kinderarztpraxen, auch der unseren, finden Schulungen für asthmakranke Kinder und deren Eltern (Asthmaschulungen) statt. Sie können nur von speziell autorisierten und ausgebildeten Ärzten durchgeführt werden.

Die Kosten für die mehrtägigen Schulungen übernehmen auf Antrag die Krankenkassen.

Unser Ehrgeiz ist natürlich, durch gründliche Schulung und eine frühzeitige, umfassende ambulante Behandlung Kindern stationäre Behandlungen und auch Kuraufenthalte zu ersparen.

Themenkreise der Asthmaschulungen

- Wie lassen sich Asthmaanfälle vermeiden?
- Was ist bei einem Asthmaanfall zu tun?
- Wie erkenne ich Allergien?
- Wie entsteht Asthma?
- Welche Medikamente bei Asthma gibt es?
- Muss ich meine Krankheit verstecken?
- Was muss ich bei sportlicher Betätigung beachten?
- Welche Rolle spielt die Psyche bei der Erkrankung?
- Wie funktioniert die Progressive Muskelentspannung?
- Muss ich kalt duschen?
- Gibt es seriöse Alternativmethoden?

Progressive Muskelentspannung für Asthmakinder

Die Progressive Muskelrelaxation baut auf indischen Meditationstechniken auf. Sie wurde 1930 von Jacobson systematisch weiterentwickelt. Auf kurze Phasen der Muskelanspannung folgen längere Phasen der Entspannung, sodass schrittweise eine Tiefenentspannung erreicht werden kann. In der klassischen Form sind es elf, bei Kindern meist sieben Schritte. Die Methode habe ich bereits im vorigen Kapitel eingehend beschrieben.

Asthmakranken Kindern kann die Progressive Muskelentspannung eine große Hilfe sein: Sauber durchgeführte Studien haben gezeigt, dass sie hilft, den Atemwegwiderstand zu reduzieren. Die Wirkung ist mit einer Inhalation von Salbutamol, einem direkt lungenerweiternden Mittel, vergleichbar.

Das Verfahren ist eine anerkannte Leistung von privaten und gesetzlichen Krankenkassen. Es wird in der Kinderheilkunde bei einer Reihe von Indikationen angewandt. Ähnlich positive Erfahrungen werden für das Autogene Training beschrieben, das wir sehr schätzen, aber in unseren Sprechstundenalltag – im Gegensatz zur funktionellen Entspannung – bisher nicht integrieren konnten.

Neurodermitis (Atopisches Ekzem)

Die Neurodermitis ist eine häufig auftretende, im Kindesalter sogar die häufigste chronische Hauterkrankung. Es besteht ein hohes genetisches Risiko: Wenn beide Eltern an einer Neurodermitis leiden, trägt das Kind ein Risiko von 60 bis 80 Prozent. Es gibt viele Begriffe, die diese chronische, oft mit einem quälenden Juckreiz einhergehende entzündliche Hauterkrankung beschreiben. Manche eher historische Bezeichnungen stellen das nervöse Verhalten beziehungsweise psychologische Auffälligkeiten, die man gelegentlich an den Patienten beobachten kann, in den Vordergrund (Neurodermitis), andere den Juckreiz (Prurigo), die derzeit übliche Bezeichnung betont die Zugehörigkeit zum Formenkreis der atopischen Erkrankungen (Atopisches Ekzem).

Bei vielen Kindern beobachten wir einen milden Verlauf. Nur 20 Prozent der Kinder, die im Alter von ein bis zwei Jahren an Neurodermitis erkrankt waren, zeigten noch mit sieben Jahren anhaltend entsprechende Symptome, bei weiteren 17 Prozent kommt es gelegentlich zu Ekzemschüben. Die Diagnose ist in der Regel leicht zu stellen, jeder Kinderarzt kennt diese Erkrankung. Als Hauptkriterien gelten Juckreiz, ein chronischer oder chronisch wiederkehrender Verlauf, Merkmale einer allergischen Veranlagung, ein typisches Erscheinungsbild des Ekzems, der Befall von Gesicht und Streckseiten der Extremitäten bei Säuglingen und Kleinkindern, Lichenifikation, d. h. eine besondere Verdickung der Haut, in Ellbogen und Kniekehlen bei Kindern und

Erwachsenen. Als Nebenkriterien kennt man unter anderem: Hauttrockenheit, Schuppung, besondere Augenfalten, tiefe Augenringe, Lippenekzem, Neigung zu Hautinfektionen, eine abnorme Reaktion der Haut auf oberflächliches Kratzen (weißer Dermografismus) und eine Unverträglichkeit von Wolle und Seifen. Günstiger ist die Prognose bei Säuglingen, wenn die sonst häufig anzutreffende Hauttrockenheit fehlt.

Die Ursachen

Viele Faktoren tragen zur Entstehung des Atopischen Ekzems bei. Man kann auch diese chronische Erkrankung als Resultat eines Teufelskreises verstehen, in den viele Auslöser einmünden. Grundlage für die abnorm erhöhte Empfindlichkeit der Haut der Betroffenen ist eine gestörte Hautbarriere. Dies hat zur Folge, dass sich die Haut trocken anfühlt und leicht von sonst ungefährlichen Hautkeimen infiziert werden kann. Außerdem reagiert sie unverhältnismäßig stark auch auf leichte Reize wie Schwitzen, Hitzestau, Austrocknung, mechanische Irritation (z. B. Kratzen) und anderes.

Die Haut der Neurodermitis-Patienten weist sowohl an den betroffenen als auch an den nicht betroffenen Hautstellen einen Mangel an Ceramiden auf. Ceramide kommen zusammen mit anderen Hautbestandteilen beim Menschen unter anderem in der Hornschicht vor. Sie bilden dort aufgrund ihrer amphiphilen Struktur (also einer Struktur, die sich sowohl mit Fetten als auch mit Wasser verbindet) Doppellipidschichten und damit eine natürliche Barriere, welche die Haut vor dem Austrocknen schützt und das Eindringen von Fremdstoffen verhindert. Seit einigen Jahren ist bekannt, dass bei manchen Patienten eine Mutation in einem Filaggrin-Gen vorliegt. Diese Mutation trägt in vielfacher Weise zur Störung der Barrierefunktion bei: Filaggrin ist am Aufbau der Keratinschicht beteiligt, an der Regulation des Wassergehalts der Haut und an der Steuerung des pH-Werts. Eine Reihe von Mutationen an anderen Proteinen, die am Aufbau der Hautbarriere beteiligt sind, verursacht ebenfalls ein erhöhtes Risiko, an einem Atopischen Ekzem zu erkranken. Es gibt auch genetische Veränderungen in der Struktur von Entzündungsstoffen, die das Risiko erhöhen.

Genetik bedeutet hier aber kein unausweichliches Schicksal: Umweltfaktoren sind von großer Bedeutung. Mütterliches Stillen oder, falls dies nicht möglich ist, die Ernährung mit einer stark hydrolysierten Milchnahrung mindert das Risiko erheblich. Allerdings scheint eine Verlängerung des Stillens über die erste Hälfte des ersten Lebensjahres hinaus bei Risikokindern keinen besonderen Nutzen zu zeigen, sondern eher das Risiko einer Nahrungsmittelallergie zu erhöhen. Auch der frühe Kontakt mit Hausstaubmilben oder Hauskatzen erhöht nach derzeitigem Wissensstand das Erkrankungsrisiko.

Die Behandlung des ekzemkranken Kindes

Viele Faktoren verursachen oder verschlimmern ein Atopisches Ekzem; es gibt deshalb nicht das eine Allheilmittel oder die eine Maßnahme, die alle Probleme löst. Man sollte in keiner Richtung übertreiben, sondern, wie wir in Bayern sagen, grundsätzlich die Kirche im Dorf lassen: Die gründlichste Sanierung der Wohnung in Bezug auf Allergene und Schadstoffe schützt nicht vor einer Hautinfektion, die extremste Diät nicht vor einer Hausstaubmilbenallergie.

Allergien

Eine nicht seltene Mitursache des Atopischen Ekzems sind Allergien, entweder auf Nahrungsmittel oder auf Stoffe, die mit der Atmung aufgenommen werden. Ein Drittel aller Kinder mit Atopischem Ekzem leidet an einer klinisch relevanten Nahrungsmittelallergie. Diese Allergie kann bereits im Säuglingsalter auftreten und sollte dann natürlich möglichst früh erkannt und behandelt werden. Der Umkehrschluss aber, dass jedes Wangenekzem eines Säuglings durch eine Nahrungsmittelallergie verursacht sein muss und deshalb durch eine entsprechende Diät beseitigt werden kann, ist gefährlich: Viele Laien und auch manche »Alternativmediziner« verordnen ohne Kenntnis der allergischen Mitursachen des Ekzems zum Teil extreme Diäten, die wenig oder gar nichts nützen, sondern die Kinder vielmehr gefährden.

Kinderärzten, die mit den Methoden der Allergologie vertraut sind, fällt es in der Regel leicht, die richtige Diagnose zu stellen. Hilfreich sind hierbei Blutuntersuchungen, die eine Sensibilisierung gegenüber Nahrungsmitteln nachweisen können; auch Prick- oder andere Hauttestungen sind hilfreich. Grundsätzlich gilt aber die Regel, dass eine Nahrungsmittelallergie dann nachgewiesen ist, wenn das vermutete Symptom, hier die entzündliche Hauterkrankung, verschwindet, sobald das verantwortliche Nahrungsmittel weggelassen wird, und wiederkehrt, sobald man das Nahrungsmittel wieder zuführt. Diese Regel ist deshalb wichtig, weil nicht jede im Blut- oder Hauttest nachgewiesene Sensibilisierung auch klinisch bedeutsam ist. Es gibt häufig Sensibilisierungen, die keinerlei krank machende Wirkung zeigen. Andererseits läuft man Gefahr, unsinnige und gefährliche Diäten aufzubauen, wenn man jede (auch zufällige) Besserung des Hautzustands auf das Weglassen des einen oder anderen Nahrungsmittels zurückführt. Zur Klärung eines möglichen Zusammenhangs werden zu diesem Zweck auch in unserer Praxis häufig sogenannte orale Provokationtests durchgeführt. Unter Aufsicht und in Notfallbereitschaft werden dem Kind verdächtige Nahrungsmittel in anfangs kleinen Mengen zugeführt. Die Tests sind allerdings sehr zeitaufwendig.

Unter der entsprechenden Allergenkarenz, das heißt beispielsweise bei Kuhmilchallergie durch das konsequente Weglassen von Kuhmilch, bilden sich viele Nahrungsmittelallergien innerhalb der ersten Lebensjahre zurück. Als Allergenquelle kommen nicht nur Nahrungsmittel in Betracht, die dem Kleinkind oder Säugling direkt zugeführt werden, sondern auch Nahrungsmittelallergene in der Muttermilch der stillenden Mutter. Manchmal ist es hilfreich, wenn die Mutter ihre Essgewohnheiten mit dem Verlauf der Erkrankung ihres Säuglings vergleicht. Sie sollte aber bitte keine extreme Diät beginnen, mit der sie ihrem Kind oft wenig nutzt und nur sinnlos die eigene Gesundheit gefährdet.

Infektionen

Die Haut ekzemkranker Kinder ist gegenüber Infektionserregern nur bedingt abwehrbereit: Windpocken-Viren, Herpes-simplex-Viren, Coxsackie-Viren können wegen fehlender angeborener Abwehrstoffe, unter anderem der sogenannten Defensine, verheerende Ekzemschübe auslösen. Auch Dellwarzen und vulgäre Warzen nisten sich leichter in der Haut ekzemkranker Kinder ein.

Von großer Bedeutung sind bakterielle Superinfektionen: Staphylococcus aureus besiedelt in fast 90 Prozent aller Fälle die Haut erkrankter Patienten und trägt damit oft zu einer massiven Verschlechterung des Krankheitsbildes bei. Man erkennt dies daran, dass die Hauterscheinungen zu nässen beginnen und sich honiggelbe Krusten bilden. Hier kommen in der Behandlung Antiseptika oder Gerbstoffe zur Anwendung (siehe unten), gelegentlich auch ein Antibiotikum zum Einnehmen. Lokal anzuwendende Antibiotika scheut man, da man die Entstehung multiresistenter Keime befürchtet. Auch Pilze, beispielsweise der Gattung Malassezia, können die Haut besiedeln und deren Zustand verschlechtern.

Irritative Reize

Die Haut ekzemkranker Kinder ist überempfindlich; beispielsweise können Wollkleidung oder Kleidungsstücke aus Kunstfaser Hautreizungen hervorrufen, die das Ekzem verschlimmern. Hier empfiehlt sich glatte Baumwollkleidung, eventuell auch Seidentextilien, die mit Silber beschichtet sein können (besondere antimikrobielle Wirkung). Auch kann es sinnvoll sein, die Unterwäsche der Kinder auf links zu drehen, sodass Nähte oder Bündchen nicht auf der Haut reiben. Spezielle Neurodermitisanzüge reduzieren den Juckreiz und erleichtern so den nächtlichen Schlaf. Bandagen, mit denen man die Kinder z. T. auf grausame Weise am Kratzen hindern wollte, gehören Gott sei Dank der Vergangenheit an.

Seelische Faktoren

Der Begriff Neurodermitis betont den Zusammenhang zwischen Psyche und Haut. Er betont allerdings zu Unrecht die Vorstellung, dass eine anormale Psyche eine abnorme Haut hervorbrächte. Eine solche Vorstellung wird den Betroffenen nicht gerecht. Prospektive Studien beweisen das Gegenteil: Auffälliges Verhalten, wie man es bei manchen Patienten beobachten kann, ist in der Regel eine Folge der Hauterkrankung und nicht die Ursache. Davon mehr weiter unten.

Vorbemerkung zur lokalen Behandlung

Die simplen Grundzüge der Lokaltherapie der Neurodermitis, des Atopischen Ekzems, werden auch von Fachleuten oft zu wenig beachtet. Deshalb sei daran erinnert: Je akuter der Hautzustand, desto wichtiger ist die Wahl des passenden Vehikels, also der Trägersubstanzen einer wirkstoffhaltigen Zubereitung. Auf nässenden Hautstellen schadet eine fette Creme, auch wenn sie sehr starke Wirkstoffe enthält. Sie schließt das Wundgebiet luftdicht ab, sodass sich Keime und Entzündungen ausbreiten können. Ein (eventuell gerbstoffhaltiger) feuchter Umschlag (»feucht auf feucht«) bewirkt viel mehr als eine fette Cortisonsalbe. So ein feuchter Umschlag ist allerdings nur dann wirksam, wenn die Feuchtigkeit verdunsten kann. Man darf den Umschlag also nicht mit einer wasserdichten Folie abdecken, um beispielsweise das Bett zu schonen.

Je akuter der Hautzustand, desto höher ist der Feuchtigkeitsbedarf. Umschläge können austrocknen und dann mit dem Wundsekret verkleben, sodass beim Entfernen des Umschlags Wunden aufgerissen werden. Die »fett/feuchte Lokaltherapie« verhindert dies und bietet darüber hinaus eine ganze Reihe von Vorteilen. Sie wird folgendermaßen praktiziert: Nachdem die nässende Haut mit einem Gerbstoff (siehe unten) vorbehandelt wurde, trägt man eine dünne Schicht einer wasserdurchlässigen, leicht fetten Creme auf. Sie kann wirkstofffrei sein, pflegende oder entzündungshemmende Substanzen enthalten. Darüber legt man einen feuchten Umschlag. Die Feuchtigkeit des Umschlags verdunstet, kühlt die Haut und reduziert die Entzündung. Die Wirkstoffe aus der Creme können tief in die Haut eindringen.

Wirkstoffe in der lokalen Behandlung

Getreu dem Motto »Versuche alles, benutze das Beste!« war die Haut seit alters her ein intensiv beackertes Experimentierfeld. Blickt man zurück in die Geschichte der europäischen Pflanzenheilkunde, so erstaunt oft, welche vielfältigen und wundersamen Wirkungen verschiedenen Pflanzen zugeschrieben wurden. Ich persönlich bin dankbar dafür, dass die überschwängliche Indikationslyrik einer realistischen Prosa gewichen ist, und zwar als Ergebnis solider wissenschaftlicher Arbeit. Der chinesischen, ayurvedischen, afrikanischen Kräutermedizin stehen ähnliche Prozesse noch bevor. Es gilt, den Schatz vergangener Jahrtausende zu heben und moderner Erkenntnis zuzuführen.

Wir kennen heute eine große Liste natürlicher und synthetischer Produkte, die zur Behandlung und Pflege des Atopischen Ekzems benutzt werden.

Behandlung und Pflege des Atopischen Ekzems

- Antibiotika
- Antihistaminika
- Borretschsamenöl
- Calendula officinalis
- Chlorhexidin
- Chinesische Kräutersammlungen mit Dutzenden von Kräutern
- Corticosteroide
- Dinatrium cromoglycicum
- Erdnussöl
- Eosin
- Fuchsin-Lösung (ethanolhaltig)
- Gamma-Linolensäure
- Gentianaviolett-Lösung
- Hamamelidis cortex et folia
- Harnstoff
- Ichthyol
- Johanniskrautöl
- Kaliumpermanganat
- Kamille
- Ketoconazol
- Leinöl
- Mandelöl

- Meersalz
- Methylrosaniliniumchlorid-Lösung 0,1- bis 0,5-prozentig
- Nachtkerzenöl
- Picrolimus
- Paraffin
- Parfenac
- Sojaöl
- Solanum dulcamarae
- Sonnenblumenöl
- Tacrolimus
- Tannine und andere Gerbstoffe
- Teer
- Triclosan
- Ungesättigte Fettsäuren
- Virustatika
- Wollwachsalkohole

Der Vergleich mit der Tabelle im vorigen Kapitel zur Phytotherapie zeigt, dass pflanzliche Wirkstoffe fast noch in der Überzahl sind. Manche sind in vielerlei Hinsicht synthetischen Wirkstoffen überlegen. Wir benutzen sie ohne ideologisch geprägte Vorurteile.

Gerbstoffe

Viele der genannten Wirkstoffe sind den Gerbstoffen zuzuordnen: natürliche wie Eichenrinde und schwarzer Tee; halb synthetische wie Tannosynt, Tannolact; schließlich voll synthetische Präparate wie Methylrosaniliniumchlorid-Lösungen (synonym: Gentiana-Violett, Kristallviolett, Methylrosaniliniumchlorid, Methylrosanilinii chloridum PhEur). Sie bewirken eine Art sanfter Gerbung der obersten Haut- und Schleimhautschichten. Durch die Fällung von Eiweißstrukturen im Gewebe wird die Haut fester (allerdings nicht so fest, wie wir es vom Leder her kennen), es entsteht eine Abdichtung kolloidaler Anteile der Haut, die Haut trocknet etwas aus und erschwert so das Eindringen von Infektionserregern und Schadstoffen. Die Stoffgruppe der Gerbstoffe verhindert in hohem Maß Entzündungen, die Vermehrung und Ausbreitung von potenziellen Infektionserregern wie Hautpilzen, Hautbakterien und Viren. Diese Stoffe sind auch blutungsstillend wirksam.

Tannine, Flavonole, Gallussäure und Catechin-Gerbstoffe der Eichenrinde werden bei oberflächlichen Haut- und auch Schleimhauterkrankungen eingesetzt (nicht innerlich und nicht bei großflächigen Entzündungen). Hamamelisblätter und -rinde zeigen positive Effekte bei Atopischem Ekzem, leichten Hautverletzungen und Hämorrhoiden.

Anilinfarbstoffe gehören nicht zu den natürlichen Heilmitteln, auch wenn »Enzianblau« bzw. »Gentianaviolett« so klingt. Farbstoffe spielen in der Dermatologie aber eine große Rolle und können – sinnvoll eingesetzt – den Einsatz von Corticosteroiden oder Immunsuppressiva deutlich reduzieren helfen. Fast jeder Säugling, jedes Kleinkind bekam in der Zeit, in der es Windeln trug, den Po einmal oder mehrfach blau gepinselt, wenn sich die Haut dort entzündete. Aus der Arbeitsmedizin ist zwar seit längerer Zeit bekannt, dass die *Herstellung* von Anilinfarbstoffen Krebs auslösen kann. Die lokale *Anwendung* der Farbstoffe ist jedoch nach heutigem Wissensstand nicht gefährlich, solange bei größeren, auch nässenden Hautbezirken eine Konzentration von 0,1 Prozent nicht überschritten wird. In kleineren Arealen, beispielsweise im Windelbereich, sind auch 0,5 Prozent noch erlaubt.

Weil, wie schon gesagt, eine Barrierestörung der Haut eine der wichtigsten Ursachen für die Entstehung des Atopischen Ekzems ist, erklärt sich, weshalb der Behandlung mit Gerbstoffen eine so hohe Bedeutung zukommt. Leider sind sie in der jüngsten Vergangenheit etwas in Vergessenheit geraten. In unserer Praxis benutzen wir seit Jahrzehnten niedrig konzentrierte Lösungen von Gentianaviolett beziehungsweise Methylrosanilin sozusagen als Basistherapie. Die zartlilafarbene Tinktur trocknet nässende Ekzemherde aus, verhindert das Wachstum von Bakterien und Pilzen, mildert den Juckreiz und mindert die Entzündung. Der einzige Nachteil der Lösung ist ihre Farbe, die die Anwendung beispielsweise im Gesicht einschränkt. Manche Kinder nehmen aber auch das mit Humor: Dr. Mutschler hat mir erzählt, dass er eine seiner kleinen Patientinnen bei einem nässenden Wangenekzem mit dem Farbstoff behandelt hatte und dass das Mädchen seither anerkennend in Familie und Kindergarten »Prinzessin Lilafee« gerufen wurde. Je nach Entzündungsaktivität haftet die Lilatinktur ein bis zwei Tage auf der Haut und muss dann gegebenenfalls erneuert werden. Da die Tinktur die Haut trockener macht, sollte die so behandelte Haut etwas nachgefettet werden.

Öle und Fette

Besonders bei trockener Haut spielt die Basispflege mit fettenden Cremes eine große Rolle. Hierfür gibt es eine Fülle von Angeboten in den Apotheken; wir benutzen oft eine eigene Mixtur aus Borretschsamenöl und einer Basiscreme, die für den Sommer mit einer mehr hydrophilen und für den Winter mit einer mehr hydrophoben Salbengrundlage zusammengesetzt ist. Bei höheren Außentemperaturen muss die Salbengrundlage wasserdurchlässiger sein, da sonst ein sogenannter occlusiver Effekt eintritt: Die entzündeten Hautareale werden durch eine zu fetthaltige Creme luftdicht abgeschlossen und »schwitzen« darunter, sodass sich ihr Zustand verschlechtert.

Nachtkerzenöl und – mehr noch – Borretschsamenöl enthalten hoch konzentriert Gammalinolensäure, der eine regulative Funktion bei Entzündungen zugeschrieben wird. Im Tierexperiment haben Nachtkerzenöl und Borretschsamenöl in hohen oralen Dosen sogar eine Wirkung gegen Asthma gezeigt. Die orale Gabe von Borretschsamenöl ist unbedenklich, das Samenöl ist frei von potenziell giftigen Alkaloiden und als Nahrungsmittel zugelassen. Allerdings müsste man extrem große Mengen des Öls zu sich nehmen, um eine klinische Wirkung zu erzielen. Daraus erklären sich auch die wechselhaften, insgesamt eher enttäuschenden Resultate der sehr teuren oralen Behandlung ekzemkranker Kinder mit den genannten Ölen.

Für die Lokaltherapie in Form von Cremes sind sie hingegen sehr zu empfehlen; ich habe beste Erfahrungen damit gesammelt. Die Creme kann beliebig oft aufgetragen werden (bis zu sechs Mal pro Tag) – nicht zu dick, um einen Hitzestau unter der fetten Creme zu vermeiden.

Nach meinem Eindruck mildert eine frühe und konsequente Pflege der kranken Haut mit Gentianaviolett und Borretschsamenöl-Creme den weiteren Verlauf der Krankheit deutlich ab.

Fett und feucht

Eine besonders wirksame Technik zur Behandlung eines akuten Schubes besteht in der fett-feuchten Lokaltherapie: Nach der Grundierung der Haut mit Gentianaviolett tragen wir eine fettende, aber trotzdem wasserdurchlässige Creme relativ dick auf. Dies können die erwähnte Borretschsamenöl-Creme oder andere Pflegecremes sein, eventuell auch (für den kurzfristigen Gebrauch) Cortisonpräparate (siehe unten). Anschließend wird ein Schlauchverband oder ein flächiger Verband, z. B. Tubifast oder glatte Baumwollbinden, angefeuchtet und auf die betroffenen Hautstellen gelegt. Zum Anfeuchten kann man Gerbstofflösungen wie schwarzen Tee, Eichenrinde oder eine Tannosynt-Lösung benutzen. Die Feuchtigkeit des Verbands muss gut verdunsten können, man darf ihn also nicht mit einer Plastikfolie oder wasserundurchlässigen Kleidungsstücken abdichten. Sobald der Verband trocknet, heizt er die Hautentzündung erneut an, dann muss er gewechselt oder nachgefeuchtet werden.

Mit dieser altbewährten Methode kann man auch ohne den Einsatz von Cortisonpräparaten akute Ekzemschübe rasch zum Abklingen bringen.

Glucocorticoidhaltige Salben/Cremes

Die Angst vor den schädlichen Wirkungen der Glucocorticoide ist weitverbreitet, teilweise aber sicher zu Unrecht: Es ist allgemeine Erfahrung und Lehrmeinung, dass keine der befürchteten Nebenwirkungen starker Glucocorticoide zu erwarten sind, wenn man Präparate mit einem therapeutischen Index, der deutlich über 1 liegt (TIX = 2), wie Mometason, Methylprednisolonacepionat, Hydrocortisonbutyrat und Prednicarbat, höchstens eine Woche lang und höchstens zweimal pro Tag anwendet. Trotzdem sollte man vor allem im Gesicht und an Körperregionen, wo Haut auf Haut liegt (Achseln, Halsregion und Windelbereich bei Säuglingen), zurückhaltend sein.

Wichtig ist natürlich in jedem Fall die konsequente Durchführung der bereits erwähnten Basisbehandlung. Die Betonung der Basistherapie, also einer ausreichenden Versorgung der Haut mit Fett und Feuchtigkeit (»Rückfettung« – »Hydratation«) und des Vermeidens von Auslösefaktoren, ist allen Stufenplänen der Dermatologie bei Kindern gemeinsam.

Immunmodulierende Stoffe

Die Wertschätzung verschiedener topischer und systemischer Immunmodulatoren wechselt von Zeit zu Zeit: Pimecrolimus und Tacrolimus 0,03 Prozent sind für Kinder ab zwei Jahren zugelassen, die Salbengrundlagen dieser Präparate sind aber oft nicht ideal komponiert: Manche verursachen deshalb ein unangenehmes Brennen. Sie werden bei mittelschwerem und schwerem Atopischem Ekzem empfohlen, wenn die Patienten auf die herkömmliche Behandlung nicht ansprechen. Manchmal muss die Haut durch eine kurzfristige Cortison-Vorbehandlung erst in den Zustand versetzt werden, dass einer der beiden Immunmodulatoren seine Wirksamkeit entfalten kann.

Die innere, d. h. orale Behandlung mit immunsuppressiven Stoffen bleibt schwersten Fällen vorbehalten. Zu solchen Mitteln musste ich nie greifen.

Harnstoff und Glycerin

Harnstoff und Glycerin sind Zusatzstoffe, welche die Haut mit Feuchtigkeit versorgen. Bei Vorschulkindern kann Harnstoff in der sonst üblichen Konzentration von 5 Prozent jedoch unangenehm brennen, sodass man auf andere Wirkstoffe wie Glycerin ausweichen sollte.

Kräuter

Kamillenblüten behindern die Vermehrung von Bakterien und die Wirkung bakterieller Toxine, sie gelten als entzündungshemmend und wundheilungsfördernd. Nach den Empfehlungen der Kommission E werden **Kamillenextrakte** bei Haut und Schleimhautentzündungen eingesetzt, bei entzündlichen Erkrankungen der oberen Atemwege, bei Erkrankungen des Gastrointestinaltrakts sowie im Anal- und Genitalbereich. Die eher seltenen Kontaktekzeme werden meist durch die als Verunreinigung beigemengte Hundskamille ausgelöst, weshalb auf Fertigpräparate oder Kräuter in Apothekenqualität zurückgegriffen werden sollte. Gefährliche anaphylaktische Sofortreaktionen sind bekannt, aber noch seltener.

Als Indikation für Salben mit **Ringelblumenblüten** werden Wunden mit schlechter Heilungstendenz genannt.

Das ätherische Öl von **Salbeiblättern** wirkt adstringierend (zusammenziehend), bakterizid (tötet Bakterien ab), fungistatisch und virustatisch (hemmt die Verbreitung von Pilzen und Viren). Wässrige Zubereitungen benutzt man nicht nur zum Gurgeln bei Halsentzündungen, sondern auch als Umschlag bei entzündlichen Hauterkrankungen, oft in Kombination mit der Tormentillwurzel.

Auch **Haferstroh** kann nach der Monografie der Kommission E gegen Juckreiz empfohlen werden. Als weitere Indikationen werden entzündliche und seborrhoische Hauterkrankungen genannt, speziell solche, die mit Juckreiz einhergehen. Man nimmt 100 Gramm zerkleinerte Droge Haferstroh für ein Vollbad.

Flavonoide des Stiefmütterchenkrauts wirken antioxidativ und antiphlogistisch. Die Kommission E empfiehlt die äußere Anwendung als Aufguss bei leichten seborrhoischen Hauterkrankungen und Milchschorf. Ob die Indikation juckende Dermatosen Bestand hat, scheint fraglich, ebenso die innere Anwendung als Tee.

Teerpräparate

Teere und Teerpräparate spielten früher in der Behandlung von Ekzemen eine große Rolle. Sie sind wegen ihrer Nebenwirkungen aber kaum noch im Gebrauch. Wir benutzten sie v. a. zur Behandlung chronischer, verhärteter bzw. lichenifizierter Ekzeme. Bituminosulfonate sind hell und nicht fototoxisch, sodass wir diese Wirkstoffgruppe, z. B. als Leukichthol, heute bevorzugen.

Sonstige Mittel gegen Juckreiz

Bei extrem starkem Juckreiz (v. a. bei knotenförmiger Prurigo) kann der Wirkstoff von Paprika (Capsaicin) Linderung bringen. Das brennende Gefühl verschwindet nach ein paar Tagen, die Stillung des Juckreizes hält länger an. Dies bedeutet, dass die – übrigens sehr teure – juckreizstillende Creme nur bei älteren Kindern angewendet werden kann (Rp. Hydrophile Capsaicin-Creme 0,025 Prozent 0,05 Prozent und 0,1 Prozent).

Mittel, die wie Cetirizin oder andere moderne Antihistaminika der zweiten Generation gegen Heuschnupfen eingesetzt werden, sollen den generalisierten Juckreiz lindern, der Erfolg ist aber meist nicht überwältigend. Angesichts der geringen Nebenwirkungen ist gegen einen Behandlungsversuch nichts einzuwenden; oft ist die beruhigende Nebenwirkung sogar hilfreich.

Kneipp'sche Verfahren und Balneologie

Als weiteres Verfahren zur Behandlung des Atopischen Ekzems sei die Wassertherapie bzw. Balneologie erwähnt: Man unterscheidet spezifische und unspezifische Wirkungen, wobei dem allgemeinen Gefäßtraining besonders bei größeren Kindern mit Atopischem Ekzem eine wichtige Rolle zukommt. Als Badezusätze kommen Öle von Mandel, Erdnuss und Sojabohne zur Anwendung, aber auch Salz (z. B. Totes-Meer-Salz), Kamille, Schwefel und Ichthyol-Präparate. Melissenblätter werden als beruhigender Badezusatz und Teeaufguss verwendet; sie besitzen auch antivirale Wirkungen.

Die **Hydrotherapie** mit ihren Wechselduschen, Teil- und Ganzkörpergüssen bewirkt durch ein Gefäßtraining der kranken Kinder eine Normalisierung des gerade beim Atopischen Ekzem stark gestörten Gefäßtonus. Es ist bekannt, dass die Blutgefäße von Neurodermitis-Patienten auch auf Transmitterstoffe abnorm reagieren, die die Durchblutung regulieren. Je nach Ausgangslage des vegetativen Nervensystems und der Entzündung der Haut werden milde bis geringe Wärmereize ausgeübt, die die Gefäße trainieren und die Regulationsfähigkeit der kleinen Kapillargefäße in der Haut und den Schleimhäuten normalisieren. Kaltreize wirken aktivierend, Warmreize beruhigen das vegetative Nervensystem. Auch die Trophik der Haut selbst wird günstig beeinflusst. Quarkwickel und Umschläge mit Molke sind aus physikalischen Gründen entzündungshemmend (aber natürlich nicht bei Milchallergikern anzuwenden!). Bei stark trockener Haut können thermische Reize mit Kleie als Schutz vorsichtig verabreicht werden. Alle Kneipp-Anwendungen werden nach ausreichender Wärmezufuhr (durch Bettwärme, Bewegung, warmes Wasser oder warme Luft) mit einem dosierten Kaltreiz abgeschlossen, um die Wärmeabstrahlung zu mindern und die körpereigene Wärmeproduktion anzuregen.

In der **Balneophytotherapie** nutzt man gleichzeitig die Wirkung pflanzlicher Arzneimittel und den tonisierenden bzw. vegetativ stimulierenden Effekt der Hydrotherapie.

In der **Ordnungstherapie** versuchen wir, schwerer betroffenen Kindern und ihren Familien durch eine gute Strukturierung des Alltags bei der Krankheitsbewältigung, dem sogenannten »Coping«, zu helfen. Dabei ist vor allem dem Biorhythmus physiologischer Vorgänge Rechnung zu tragen.

Die Grundzüge der **Ernährungstherapie** wurden bereits beschrieben und spielen auch hier eine Rolle, wobei der Ordnungstherapie eine besondere Bedeutung zukommt, nach dem Motto: »Das Richtige zur richtigen Zeit essen!«

Wie wir sind viele Verfechter der Kneipp'schen Verfahren davon überzeugt, dass gerade das Zusammenspiel der »fünf Säulen« entscheidend zum Erfolg dieser Verfahren bei Ekzem-Patienten beiträgt.

Psychosomatik

Die Haut ist unser Kontaktorgan zur Umwelt. Durch sie erleben wir als Säuglinge die liebevolle Berührung durch unsere ersten Kontaktpersonen, Mutter und Vater, durch sie nehmen wir Kontakt zu anderen Menschen auf, durch sie empfinden wir Liebe und Zuwendung. Streicheln und Händchenhalten hilft uns und unserem Partner bei Krankheiten und in Krisensituationen. Dazu gibt es auch moderne Forschungsergebnisse, die im Wesentlichen altes Wissen bestätigen.

Eine chronische Hauterkrankung bleibt deshalb nicht ohne seelische Folgen: Unser Selbstwertgefühl leidet, wenn wir anderen die Hand geben und diese unwillkürlich zusammenzucken, weil sich unsere Hand »komisch« anfühlt. Unsere Selbstwahrnehmung verändert sich, wenn wir sichtbar anders sind als die anderen und wenn wir dafür mitleidige Blicke oder verschämtes Wegschauen ernten. Der Kontakt zu Eltern, Geschwistern und Gleichaltrigen wird oft unnötig verkrampft und kompliziert.

Die Pflege eines hautkranken Kindes ist deshalb schwierig und verantwortungsvoll. Sie darf psychologische oder psychosomatische Gesichtspunkte nicht vernachlässigen. Dies trifft nicht nur für das Atopische Ekzem zu, aber hier besonders. Alle Kinder, mit denen ich über dieses Thema sprechen musste, wünschen sich einen »normalen« Umgang.

Das Atopische Ekzem ist die häufigste Hauterkrankung in der Kinderheilkunde. Erfreulich oft kommt es zu einer dauerhaften Spontanheilung innerhalb der ersten Lebensjahre. Man hat früher bestimmte Auffälligkeiten im Benehmen von »Neurodermitikern« als Ursache der Erkrankung interpretiert und deshalb auch die Bezeichnung Neurodermitis geprägt, die den Schwerpunkt auf die Nerven legt. Heute weiß man, dass meist eher der schlechte Hautzustand die Seele beeinträchtigt.

Gleichwohl kann sich auch bei dieser chronischen Erkrankung ein Teufelskreis herausbilden. Man stelle sich einen Jugendlichen vor, der bei einem Rendezvous mit einem hübschen Mädchen bemerkt, dass er vor lauter freudiger Erregung errötet. Sein nur schwach ausgeprägtes Gesichtsekzem erfährt dadurch eine akute und sofort spürbare Verschlechterung, das Gesicht fängt an zu jucken. Wenn jetzt das Rendezvous platzt, aus welchen Gründen auch immer, ist die Wut des Jungen auf seinen Körper unter Umständen grenzenlos. Der Juckreiz als solcher lässt manchen Ekzemkranken schon förmlich »aus der Haut fahren«. Autodestruktive Kratzattacken, die es auf jeden Fall zu vermeiden bzw. zu verhindern gilt, heizen den Entzündungsprozess weiter an.

Auch Eltern von betroffenen Kleinkindern fällt der Umgang mit der Krankheit oft schwer. Man wird immer wieder angesprochen und mit abenteuerlichen Behandlungsvorschlägen oder auch Vorwürfen konfrontiert. Gegen Geschwätz und »Heilslehren« hilft letztlich nur ein einziges, bewährtes Mittel: die Ohren auf Durchzug stellen.

Andererseits bleibt eine schwere chronische Erkrankung nicht ohne Folgen für das Verhältnis zwischen Eltern und Kind.

»Ich tue alles für mein Kind!«

Ein »schwieriges Kind« mit Neurodermitis war in unserer Praxis angekündigt. Der erste Auftritt verlief entsprechend lautstark: Eine schmale, überlastet wirkende Mutter zerrt einen schreienden dreijährigen Jungen durch die Tür des Sprechzimmers. Nur mit Mühe lässt sich das Kind beruhigen. Als die Mutter dem Arzt die dramatische und aufreibende Anamnese des Jungen schildert, ebbt das Geschrei etwas ab, jede Annäherung des Arztes beantwortet der Sohn jedoch erneut mit wütendem Gebrüll. Endlich akzeptiert er ein kleines Geschenk. Er gibt es der Mutter in die Hand, damit sie es für ihn aufbewahrt. Die Mutter, die sich davon sichtlich gestört fühlt, legt das Spielzeug auf den Schreibtisch des Arztes. Der Junge gibt nicht auf: Er versucht, die Handtasche der Mutter zu öffnen. Die Mutter stößt ihn zurück. Er versucht, die Handtasche zu holen und sein Spielzeug hineinzustecken. Die Mutter reißt Spielzeug und Handtasche aus der Hand ihres Sohnes und knallt beides auf den Schreibtisch des Arztes. Auf die berechtigte Frage hin, ob ihr der kleine Schreihals nicht manchmal auf den Wecker ginge, kommt wie aus der Pistole geschossen die Antwort: »Nein, ich tue alles für mein Kind!«

Vier Wochen später – der Hautzustand hat sich deutlich gebessert, Ruhe, auch Nachtruhe ist wieder eingekehrt – wird die Frage wiederholt. Diesmal dauert es länger, bis die Antwort kommt: »Ich könnte ihn manchmal an die Wand knallen!«

Der knapp dreijährige Junge litt seit dem dritten Lebensmonat unter einer schweren Neurodermitis, die oft seine gesamte Haut befiel. Wochenlang, ja monatelang konnten er und seine Mutter nicht schlafen. Geringste emotionale Belastungen lösten bei ihm sofort ein in hohem Maße aggressives Brüllen aus. Die Mutter war am Ende, gab das aber vor sich und in ihrem Umfeld nicht zu. Erst als sich der Hautzustand nach einer sachgerechten Therapie deutlich besserte, konnte sie sich auch ihre Wut und Erschöpfung eingestehen. Dies war der Beginn einer differenzierten Mutter-Kind-Beziehung. Der Vater trat leider nie in Erscheinung.

Apropos »An die Wand knallen«: Man tut es natürlich nicht, aber ich kenne kein Elternpaar, das auf Nachfrage nicht zugegeben hätte, dass es ihm manchmal durchaus zu viel wird, was die lieben Kleinen sich so alles ausdenken. Auch Eltern sind keine Heiligen. Für diese gestresste Mutter war es ein großer Fortschritt, sich der Grenzen ihrer Belastbarkeit bewusst zu werden. Für den Jungen war es wichtig, ruhige Zuwendung und klarere Abgrenzung zu erfahren und zu erleben, dass Erpressungsgeheul, Schrei- und Kratzanfälle nicht die Erfüllung jeden Wunsches zur Folge haben können.

Die große Sorge um das eigene Kleinkind verlängert manchmal auch die Symbiose zwischen Mutter und Kind über die normale Zeitspanne hinaus, wie mir eine junge Mutter vor langer Zeit auf äußerst charmante Art und Weise zeigte.

»Sollen wir uns ausziehen?«

Eine junge Mutter stellt ihren dreijährigen, schwer ekzemkranken Sohn vor. In dem ausführlichen Erstgespräch fallen häufig Sätze wie: »Wir haben seit Jahren ein ganz furchtbares Ekzem«, »Viele Salben vertragen wir nicht«, »Wir haben schon alles ausprobiert«, »Im Sommer geht es uns immer schlechter«, »Eine Nahrungsmittelallergie haben wir nicht«, »Wir haben wieder gekratzt«.

Zum Schluss kommt die Frage: »Herr Doktor, Sie wollen sicher jetzt auch die Haut sehen. Sollen wir uns ausziehen?«

Ich stutze und weiß für den Moment nicht, wie ich taktvoll antworten soll. Schließlich sage ich: »Es tut mir wirklich leid, aber bitte nur der Junge.« Auch die Mutter ist nun sichtlich verlegen, muss dann aber lauthals lachen. Es entspinnt sich ein angeregtes und durchaus interessantes Gespräch über Symbiose und die Sorge um das eigene Kind.

Erstaunlich häufig sprechen Mütter von ekzemkranken oder asthmakranken Kindern in der »Wir«-Form, wenn sie über die Krankheitsgeschichte ihrer Kinder berichten. »Wir hatten Atemnot«, »Wir haben Neurodermitis« ... Oft ist dieser Sprachgebrauch der Ausdruck einer sehr engen Beziehung zum eigenen Kind, die seine Entwicklung aber behindern und die Krankheit sogar verschlimmern kann. Manchmal sind solche Bemerkungen auch ein Ausdruck dafür, dass sich die betroffene Mutter alleingelassen fühlt. Eine stark arbeitsteilige Familienkonstellation, in der der Vater ausschließlich berufstätig und die Mutter für die Kinder »zuständig« ist, begünstigt eine derartige Fehlentwicklung.

Der Arzt kann allein durch seine Existenz die fehlende Triangulierung für das Kind wiederherstellen. Die alleingelassene, verzweifelte Mutter vertraut ihm. Der Inhalt seiner Anweisungen oder Vorschriften ist oft erst in zweiter Linie bedeutsam.

Auf diesem unspezifischen Effekt beruht auch die »Heilkraft« manch berühmter Gurus, Heilpraktiker oder Heiler. Einigen von ihnen steigt diese Wirkung nur leider dermaßen zu Kopf, dass sie weit über das Ziel hinausschießen und Empfehlungen geben, welche die Gesundheit der betroffenen Kinder massiv gefährden. Als Beispiel mag folgende Behandlungsempfehlung gelten, die einem Kleinkind zur Behandlung einer Nahrungsmittelallergie mit Meteorismus, Gedeihstörung, Atopischem Ekzem, Diarrhoe, allergischem Schock und Asthma bronchiale gegeben wurde.

»Alternative« Behandlung einer Nahrungsmittelallergie

Der vierzehn Monate alte Junge wog mit knapp acht Kilo gerade so viel wie ein normaler sechs Monate alter Säugling. Seit dem dritten Lebensmonat litt er unter einem massiven Meteorismus, häufigen Durchfällen und einem Atopischen Ekzem; später traten gefährliche Schockereignisse auf, im Alter von acht Monaten ein klinisch eindeutiges Asthma bronchiale. Als Auslöser wurden Reaktionen auf Eier, Milch, diverse Mehle und Mehlspeisen, Karotten, fertige Babynahrung verschiedenster Hersteller und unterschiedlichster Zusammensetzung, diverse Fleischgerichte, Bananen, Schokolade und vieles andere mehr beobachtet. Die Eltern waren verzweifelt, da sie nicht mehr wussten, wie sie den Jungen ernähren sollten. Sie hätten alles durchprobiert, berichteten sie, ihr Kind sei im Grunde genommen gegen alles allergisch.

Der Allergietest ergab aber lediglich Antikörper gegen Roggen- und Weizenmehl, Eier und Kuhmilch. Durch Vermeiden von Roggen- und Weizenmehlen, von kuhmilch- und hühnereihaltigen Nahrungsmitteln wurde der Junge beschwerdefrei und gedieh. Zwei Jahre später wurden alle Nahrungsmittel toleriert.

Die Eltern zeigten mir einige Vorschläge, die der zuvor behandelnde Arzt von einem selbst ernannten Wunderheiler bekommen und den Eltern als Anleitung zur Behandlung des Jungen weitergegeben hatte, bevor sie zu uns in die Praxis kamen. Die ganze Prozedur sollte drei volle Jahre lang »durchgezogen« werden. Angeblich würde sie so auch von angesehenen Professoren und Medizin-Koryphäen propagiert.

Bei dem Jungen liegt mit großer Wahrscheinlichkeit eine Dysbiose des Darms vor. Dadurch ist das ganze intestinale Geschehen und die Interaktion zwischen Darmflora und GALT gestört, und es entwickeln sich unvermeidbar Intoleranzen und Allergien auf verschiedene Nahrungsmittel. Bei einer Vielzahl gleichartiger Fälle hat sich bei uns folgendes Vorgehen bewährt: Mikrobiologische Therapie nach einer mikrobiologischen Stuhlanalyse. Vollwertige Ernährung unter vorübergehender Vermeidung der

Allergene. Eigenblutnosode zum Abbau der Allergien bei größeren Kindern (Gegensensibilisierung). Orthomolekulare Therapie zum Ausgleich von Mikronahrungsstoff-Defiziten (Zink, Selen, Vitamine), Okoubaka D2, 5 Globuli pro Mahlzeit, 4 Wochen lang, dann 4 Wochen lang Okoubaka D4, dann Okoubaka D6, dann Okoubaka D8 und zuletzt 4 Wochen lang Okoubaka D12. Bei akuten Unverträglichkeiten intermittierend Okoubaka D2 einsetzen. Wenn die Dysbiose beseitigt ist und trotzdem noch Allergien bestehen (Provokationstest durchführen), können diese durch Bioresonanztherapie – meist in einer Sitzung – beseitigt werden.

In unserer Praxis, die sich u. a. auf Allergologie spezialisiert hat, haben wir die Nahrungsmittelallergie in kurzer Zeit in den Griff bekommen. Die Tortur des kleinen Jungen fand also zum Glück ein schnelles Ende.

Entspannungsmethoden

Autogenes Training und andere Entspannungsmethoden besitzen einen hohen Stellenwert in der Behandlung von ekzemkranken Patienten. Für kleinere Kinder ist das Autogene Training oft zu kompliziert, für sie eignet sich eher eine Minimalvariante der Progressiven Muskelentspannung (Progressive Muskel Relaxation = PMR nach Jacobson, siehe S. 139), für Ältere das volle Programm.

Die beste und intensivste Beruhigung aber erzielen ruhige Eltern, die ein liebevolles und schönes Ritual regelmäßig anwenden, mit dem sie die Haut ihres kranken Kindes pflegen. Das Einreiben, Streicheln und Verwöhnen lässt eine innere Ruhe entstehen, die sie im Kampf gegen den Juckreiz einsetzen können.

Ernährung

Neben der individuellen, immer spezifisch zu erarbeitenden allergenfreien Diät für nahrungsmittelallergische Kinder kennt die Ernährungstherapie einige allgemeine Prinzipien. Grundsätzlich gibt es aber keine für jedes ekzemkranke Kind gültige Liste von Lebensmitteln, die es verträgt bzw. nicht verträgt. So muss eine sinnvolle Ernährungstherapie individuell erarbeitet werden. Sie umfasst die Auswahl der Nahrungsmittel mit einer sinnvollen Integration von Genussmitteln und die Steuerung von Verdauungsprozessen.

In der Pathophysiologie allergischer Reaktionen des Magen-Darm-Trakts, der Atemwege und der Haut kommt der sogenannten Mukosabarriere eine große Bedeutung zu. Nicht nur allergische Reaktionen der Verdauungsorgane oder allergisch ausgelöste Entzündungsprozesse, sondern auch durch Fehlernährung hervorgerufene Gärungs- und Fäulnisprozesse, die die Bildung von Fuselalkoholen, Laktat und anderen Schadstoffen begünstigen, durchbrechen diese Barriere. Aus diesem Grund spielt auch der Rhythmus der Mahlzeiten eine Rolle. Wenn Schulkinder tagsüber kaum essen, sich wenig bewegen und abends mit Heißhunger das Essen des ganzen Tages nachholen, wirkt sich das auch negativ auf den Hautzustand aus.

Es gibt keine generelle »Neurodermitis-Diät«, die für alle Kinder gilt. Allgemein gültig ist aber die Empfehlung, auf tierische Fette weitgehend zu verzichten, Fleisch in Maßen zu genießen, Monosaccharide (Zucker) und Weißmehlprodukte zu meiden. Bei manchen Kindern sind Obstsorten mit Fruchtsäuren, bei manchen Eier, gelegentlich Milch und Milchprodukte zusätzliche Auslöser.

Die Elimination bekannter Allergene besitzt natürlich oberste Priorität. Vorsicht ist unter Umständen geboten bei sogenannten Pseudoallergischen Reaktionen (siehe unten).

Ernährungsempfehlungen

- Vollwertkost (nicht gleichbedeutend mit Vollkornkost)
- Eine schonende Art der Zubereitung: weniger braten und mehr dämpfen. So bleiben wichtige Nährstoffe (Mineralien, Elektrolyte, Vitamine, pflanzliche Wirkstoffe u. a.) erhalten und die Belastung durch Fette und scharfe Gewürze ist weniger groß.
- Beachtung des Biorhythmus, z. B. morgens ein geeignetes Müsli in individuell verträglicher Zusammensetzung, um Heißhungerphasen zu vermeiden und eine langsame über den Tag verteilte Freisetzung der Energie sicherzustellen, leichte und frühe Abendmahlzeiten
- Betonung basischer Komponenten (basisch sind z. B. Kartoffeln, Milch, Gemüse, Obst, sauer sind Milchprodukte, Fleisch, Wurst, Getreide)
- Gründliche Kauarbeit, um Gärungs- und Fäulnisprozesse zu vermeiden
- Reichlich Flüssigkeit: Heilwässer, Mineralwässer, dünne Tees
- Wenig Salz, wenig Zucker

Sogenannte biogene Amine können Pseudoallergien auslösen und dadurch zu einer Verschlechterung des Hautzustands beitragen. Nahrungsmittel, die von Natur aus einen hohen Anteil an biogenen Aminen enthalten, sind Walnüsse, Bananen, Ananas, Tomaten, Avocado, Pflaumen und Himbeeren. Nahrungsmittel, die durch mikrobielle Prozesse viel biogene Amine enthalten, können sein: Fischprodukte aus Makrele, Hering, Thunfisch (Histamin entsteht hier vor allem durch mikrobiellen Verderb, frische bzw. tiefgefrorene Fische sind aminarm), Fleischwaren, Wurst (Koch- und Brühwürste sind aminärmer als Rohwürste), Käse (besonders

Emmentaler, Tilsiter, Chester, Cheddar, Roquefort, Camembert), Hefeextrakt, Sauerkraut, Schokolade, Kakao, Wein, Bier.

Andere Nahrungsmittel enthalten Lektine, die direkt ohne Beteiligung allergischer Mechanismen Histamin freisetzen können. Dazu zählen bestimmte Früchte wie Erdbeeren, Gemüse- und Getreidearten. In der Kinderheilkunde spielen diese Nahrungsmittelbestandteile keine große Rolle. Das Aufspüren einer Histaminintoleranz kann schwer sein und ist oft nur in Fachkliniken möglich.

Seit Jahrzehnten kennt man – nicht nur beim Atopischen Ekzem – positive Einflüsse der Kneipp'schen Ernährungsregeln und einer lactovegetabilen Schonkost. Dieses alte Wissen erfährt seit einigen Jahren eine Art Renaissance. Begonnen hat es, als vor Jahren eine finnische Forschergruppe zeigen konnte, dass Häufigkeit und Schwere des Atopischen Ekzems bei gestillten Kindern deutlich seltener (und wenn, dann schwächer) auftreten, wenn die Mutter während Schwangerschaft und Stillperoide bestimmte Milchsäurebakterien, hier Lactobacillus Gasseri, zu sich genommen hat. In der Zwischenzeit sind viele Untersuchungen mit unterschiedlichen Lactobacillusarten publiziert worden, die ähnliche Resultate erzielt haben, z. B. für LGG®, Symbiolact comp®. Während der Schwangerschaft und des Stillens von der Mutter eingenommen, beugen sie allergischen Reaktionen und speziell einer atopischen Dermatitis des Säuglings vor. Aber die Ergebnisse der Studien sind alles andere als eindeutig, die Wirkung sogenannter pro- oder präbiotischer Milchsäureprodukte nicht überwältigend positiv.

Zurzeit ist meiner Meinung nach die Schlussfolgerung sinnvoll, dass Joghurt im Prinzip sicher gesund ist (aber das wusste man früher auf anderer Ebene auch schon). Als unterstützende Maßnahme in der Behandlung des Atopischen Ekzems ist eine gesunde Ernährung auch mit Joghurt sinnvoll, sofern nicht Milchallergie oder Laktoseintoleranz ein Hindernis darstellen. Andererseits ist aber noch nicht erwiesen, welche der vielen Lactobacillen oder welche Kombination dem normalen Joghurt beim Kaufmann um die Ecke überlegen sein kann.

Das hat findige Nahrungsmittelhersteller, allen voran Danone, aber nicht daran gehindert, sich dieses Themas sehr schnell zu bemächtigen und mit viel versprechender Reklame entsprechende Präparate auf den Markt zu bringen: Actimel war bzw. sind teure, verdünnte, gezuckerte Joghurt-Zubereitungen, die angeblich eine ganz besondere Sorte der vielen bekannten Lactobacillen enthielt. Danone behauptete, dass »L. casei defensis« die Abwehrkräfte auf ganz besondere Art und besonders effektiv »aktiviere« und vor Erkältungen schütze. Mich hat besonders geärgert, dass dabei auch noch frech behauptet wurde, Actimel mache das Kneipp'sche Gesundheitstraining überflüssig. Danone konnte die Behauptung nicht beweisen und erhielt 2009 den Goldenen Windbeutel als Preis für die dreisteste Werbelüge. Tausende Verbraucher beschwerten sich, Danones Image litt gewaltig. So sehr, dass es laut dem Marktforschungsinstitut YouGov inzwischen im Minus-Bereich angekommen ist. Das heißt, mehr Verbraucher bewerten die Marke negativ als positiv, und auch das Image der Firma hat insgesamt gelitten. Wikipedia zitiert Anne Markwardt von Foodwatch: »Actimel schützt nicht vor Erkältungen – es stärkt das Immunsystem nur ähnlich gut wie ein herkömmlicher Naturjoghurt, ist aber viermal so teuer und doppelt so zuckrig.« Danone behauptet dagegen nach wie vor, die Vorwürfe seien nicht zutreffend: Actimel aktiviere nachweislich Abwehrkräfte, das sei »in mehr als 30 wissenschaftlichen Studien belegt«. In Großbritannien wurden Werbespots für das Produkt verboten, da positive Auswirkungen auf die Gesundheit von Kindern unbewiesen seien.

Akupunktur

Der Nimbus, der die Akupunktur umgibt, hat einen rationalen naturwissenschaftlichen Zugang erschwert. Akupunktur sollte keine Geheimwissenschaft sein, sondern eine für jedermann zugängliche Naturwissenschaft. Ihre – allerdings begrenzte – Wirksamkeit ist bewiesen (siehe S. 120 ff.). Als Indikationen werden u. a. Ekzeme und Juckreiz genannt. Lang anhaltende Wirkungen werden zwar beschrieben, sind aber nicht bewiesen.

Ein beliebter Akupressurpunkt gegen quälenden Juckreiz befindet sich zwischen den Mittelhandknochen und dem Daumengrundgelenk (Metacarpale I und II); ihn zu stimulieren kann als Ablenkungsmanöver bei Juckkrisen sinnvoll sein.

Migräne und Kopfschmerzen

Nach einer Umfrage der Barmer Ersatzkasse aus dem Jahr 2017 leiden immer mehr junge Erwachsene und Kinder an Kopfschmerzen: Von 2005 bis 2015 waren etwa 50 Prozent der Bevölkerung wegen Kopfschmerzen mindestens einmal in ärztlicher Behandlung. Dabei ist der Anteil der Achtzehn- bis Siebenundzwanzigjährigen in diesem Zeitraum um 42 Prozent gestiegen. Bedenklich ist auch, dass bereits 40 Prozent der Kinder und Jugendlichen zwischen neun und neunzehn Jahren Medikamente einnehmen, wenn sie Kopfschmerzen haben, oft sogar jedes Mal. Die Migräne war früher vor allem Erwachsenen vorbehalten, erreicht aber zunehmend das Kindesalter: mehr als 3 Prozent aller Kleinkinder und mehr als 12 Prozent der Schulkinder leiden unter dieser Volkskrankheit. Das Erscheinungsbild bei Jugendlichen entspricht dem der Erwachsenen, im Kindesalter gibt es jedoch große Unterschiede. Man unterscheidet Migräneanfälle mit und ohne Aura, mit und ohne zusätzliche neurologische Symptomatik, optische Halluzinationen und vegetative Erscheinungen wie Übelkeit und Erbrechen. Kinderneurologen unterscheiden noch genauer.

Abzugrenzen sind Kopfschmerzen, die durch Bluthochdruck, Sehfehler, chronische Nasennebenhöhlenentzündungen oder Erkrankungen der Zähne (auch Bissfehlstellungen) verursacht werden. Auch Erkrankungen der Halswirbelsäule und des Schultergürtels können starke dauerhafte Kopfschmerzen hervorrufen. Selten können auch raumfordernde Prozesse im Gehirn Kopfschmerzen auslösen, die Symptomatik nimmt dabei stetig zu, ist oft halbseitenbetont und mit neurologischen Ausfällen kombiniert. Ein erhöhter Hirndruck verursacht das sogenannte Nüchtern-Erbrechen.

Die Diagnose »vasomotorische Kopfschmerzen« ist also sorgfältig zu stellen, sprechen Sie bitte mit Ihrem Kinderarzt!

Bei akuten Kopfschmerzen ziehen sich Kinder gern zurück und sollten auch nicht daran gehindert werden. Wegen ihrer Lichtempfindlichkeit ist ein abgedunkelter Raum hilfreich, feuchte Lappen auf der Stirn und das Einreiben der Schläfen mit Pfefferminzöl (s. u.) verschaffen Linderung. Zur Not können in dieser Situation auch Schmerzmittel verabreicht werden, der rasche Griff zu Schmerzmitteln sollte aber möglichst vermieden werden, da deren Wirkung oft nur schwach ist, rasch nachlässt und den Weg in die Medikamentenabhängigkeit bahnt. Auch ist die ausschließliche Behandlung mit Arzneimitteln oft nicht zielführend.

Interessant ist in diesem Zusammenhang eine aktuelle amerikanische Publikation, die zu dem Schluss kommt, dass Placebos möglicherweise eine bessere Behandlung migränekranker Kinder darstellen als die Behandlung mit den üblichen Medikamenten Amitriptylin oder Topiramat. Insgesamt wurden 675 Migränepatienten im Alter von acht bis siebzehn Jahren untersucht. Die Studie wurde vorzeitig abgebrochen, weil keine der aktiven Therapien besser war als die Placebos. Unerwünschte Nebenwirkungen traten deutlich häufiger in den Behandlungsgruppen auf.

Es ist viele Jahre her, dass ich in einer Klinik für Naturheilwesen in Bad Wörishofen miterleben konnte, wie bereits von Schmerzmitteln und anderen Medikamenten abhängige erwachsene Migränepatienten durch konsequentes Anwenden der Kneipp'schen Techniken und der Kneipp'schen Gesundheitslehre beschwerdefrei oder fast beschwerdefrei wurden und kaum mehr Medikamente einnehmen mussten.

Seitdem empfehle ich – nach Ausschluss von Myogelosen (s. u.), Bluthochdruck, Sehstörungen und anderen Ursachen – bei Kopfschmerzen und Migräne ein Fünf-Punkte-Programm, bevor Medikamente eingesetzt werden.

Fünf-Punkte-Programm bei Kopfschmerzen

1. Der Tag beginnt mit Wechselduschen und Frühgymnastik.
2. Darauf folgt ein ausführliches, in Ruhe genossenes Frühstück, das anstatt rasch verfügbarer Kohlenhydrate lang vorhaltende Nährstoffe wie Nüsse, Müsli, Joghurt enthält. Über den Tag verteilt folgen vier leichtere Mahlzeiten, die den allgemeinen Ernährungsregeln folgen. Vor allem abends sind schwer verdauliche Mahlzeiten und auch Rohkost im Übermaß zu meiden.
3. Tagsüber wird sehr viel getrunken, unter Umständen auch Getränke mit Elektrolytzusatz.
4. Sport im Sinne einer Bewegungstherapie darf nicht zu kurz kommen.
5. Bei Kopfschmerzen kann wiederholt Pfefferminzöl an beiden Schläfen eingerieben werden (mit gleicher Wirksamkeit wie Paracetamol).

Anfallshäufigkeit und Ausmaß der Schmerzen lassen sich durch dieses Programm sicher reduzieren, wenn man es konsequent anwendet. Es ist nebenwirkungsfrei, sobald man sich an das angenehme Gefühl nach dem morgendlichen warmen Duschen, den kurzen, wohltuenden kalten Güssen und dem anschließenden ansteigend heißen Fußbad gewöhnt hat. Kostengünstig ist es noch dazu.

Die Kneipp'sche Hydrotherapie empfiehlt bei Kopfschmerzen vor allem Maßnahmen mit schwacher Reizstärke, zum Beispiel ansteigende Arm- oder Fußbäder, eventuell mit Zusätzen wie Melissen- oder Thymianöl, warme Nackengüsse, Wechselarmbäder, Wechselarmgüsse und Teilbäder. Die allgemeine Lebensweise spielt eine große Rolle. Die vor allem bei Jugendlichen sehr häufig zu beobachtende Unsitte, morgens nicht aus dem Bett zu kommen und dann ohne Waschen, ohne Frühstück, ohne Getränk in die Schule zu rasen, ist fast eine Garantie für Kopfschmerzen. Zur Kneipp'schen Ordnungstherapie zählt auch die Beachtung des natürlichen Biorhythmus beim Essen (s. u.).

Kopfschmerzen entstehen häufig als Folge einer Haltungsschwäche bzw. Fehlhaltung. Der Kinderarzt oder die Eltern tasten dann eine massiv verhärtete Nackenmuskulatur (Myogelose), beobachten einen Rundrücken oder ein Hohlkreuz. Hier können Massagen helfen, ebenso Bewegung in feuchter Hitze (heiße Wickel an Hals und Rücken), ein Besuch im türkischen Bad (heißer Stein, Massagen) und Bewegungsbäder. Überaus wichtig ist auch die Gestaltung des Arbeitsplatzes der Jugendlichen: Ein Laptop auf dem Couchtisch, vor dem man in gebückter Haltung sitzt, schreibt oder spielt, ist Gift.

Entspannungsmethoden: Hilfreich für ältere Kinder ist die Progressive Muskel Relaxation nach Jacobson (siehe Kapitel III). Empfohlen werden auch verschiedene Bio-Feedback-Methoden, mit denen wir allerdings keine Erfahrungen haben.

Psychosomatische Intervention: Versteckte Aggressionen oder Ärger können durchaus Kopfschmerzen verursachen. Der Volksmund spricht davon, dass der Kopf vor Wut platzt. Oft lassen sich in aufklärenden Gesprächen andere Lösungswege finden. So mancher meiner jungen Patienten, der nicht wusste, wie er seiner Wut gegen Lehrer, Mitschüler oder auch Eltern ohne akute Gefahr für sich und andere Herr werden könnte, hat meinen Rat, im Keller altes Geschirr zu zerschlagen, befolgt und mir später erzählt, dass ihm das geholfen hätte. Es ist natürlich keine Dauerlösung, so manche Familie wird nicht genug altes Geschirr zur Verfügung haben.

Ernährungstherapie: Der Wert von Diätempfehlungen für Migränepatienten ist umstritten und muss individuell erprobt werden. Der Übergang zur ebenfalls individuell zu ermittelnden allergen- bzw. reizstoffarmen Diät bei Nahrungsmittelallergie oder -unverträglichkeit ist fließend: Allergische Reaktionen auf Nahrungsmittel oder auch inhalative Allergene können ebenso wie pseudoallergische Reaktionen auf Nahrungsmittelbestandteile (biogene Amine u. a.) Kopfschmerzen auslösen. Die verantwortlichen Stoffe ausfindig zu machen ist aufwendig und oft schwierig. Es gibt eine Reihe von verdächtigen Substanzen, die bei entsprechender Empfindlichkeit an der Entstehung von Kopfschmerzen beteiligt sein können, beispielsweise Anandamide, Aspartam, Carrageen, Erythrosin B, Milchbestandteile wie Beta-Lactoglobulin, Laktose, Glutamate, Tyramin, Vanillin-Abbauprodukte und Coffein. Eine noch relativ einfache ernährungsmedizinische Vorgehensweise, in die westliche und östliche Erfahrungen einfließen, empfiehlt den Verzicht auf Süßigkeiten, Farbstoffe, Konservierungsstoffe und andere künstliche Nahrungszusätze. Gemüse und Obst sind ohne Einschränkungen erlaubt.

In unserer Praxis gehen wir pragmatisch vor: Wir empfehlen den Kindern das oben erwähnte Kneipp'sche Basisprogramm und bitten sie darum, ein Kopfschmerz-Tagebuch zu führen und zu beobachten, ob ein Zusammenhang zwischen Kopfschmerzen und Ernährung beobachtet werden kann. Im Zweifel werden die entsprechenden Nahrungsmittel vorübergehend weggelassen, zur Sicherung des Zusammenhangs nach einiger Zeit kurzfristig wieder eingeführt. Ein Zusammenhang wird nur dann als wahrscheinlich angesehen, wenn ohne Testsubstanz Beschwerdefreiheit besteht und sofort nach der erneuten Gabe Kopfschmerzen wieder auftreten.

In der Ernährungstherapie spielt nicht nur die Zusammensetzung der Ernährung eine Rolle, sondern auch der Zeitpunkt der Nahrungsaufnahme, der Biorhythmus. Abends sollte nicht zu üppig und nicht zu schwer gegessen werden, da durch die fehlende nächtliche körperliche Bewegung der Speisebrei nicht so gut verdaut wird wie tagsüber, es finden vermehrt Fäulnisprozesse statt, die zur Entstehung kopfschmerzaktiver Stoffwechselprodukte beitragen. Also: »Frühstücken wie ein Kaiser, Abendessen wie ein Bettler!«

Wenn Sie die genannten (natürlichen) Verfahren anwenden, können Sie die Gabe von Medikamenten deutlich senken, eventuell sogar ganz auf sie verzichten.

Ausblick

Naturheilverfahren, insbesondere die Phytotherapie, die Kneipp'sche Hydrotherapie, die Ernährungstherapie stellen für die Behandlung kranker Kinder in jedem Fall zumindest eine wertvolle Ergänzung dar. Zur Einschätzung von Alternativen wie der Bioresonanz, der Magnetfeldtherapie, des Pendelns, einer einseitigen Diätetik usw. sei auf das nächste Kapitel verwiesen. Empfehlungen zur Behandlung verschiedener Erkrankungen finden sich im fünften Kapitel »Hilfe zur Selbsthilfe«.

IV.

Wie man das Gute vom Schlechten trennt: Über Placebo-Behandlungen und Alternativen

Woran man eine seriöse Naturheilkunde erkennen kann

Die meisten Kinderärzte sind natürlichen Heilverfahren gegenüber positiv eingestellt. Und viele Patienten verlangen bei ihren Ärzten sogar ganz gezielt nach natürlichen Heilmitteln oder Heilverfahren – allerdings oft, ohne eine genaue Vorstellung von den verschiedenen Methoden zu haben. Meist bleibt daher unklar, was der einzelne Patient, Arzt oder Heilpraktiker unter dem Begriff Naturheilkunde versteht.

Die Begriffsvielfalt der unkonventionellen Therapieverfahren ist groß und verwirrend: Alternativmedizin, komplementäre Medizin, Naturheilkunde, bioenergetische Therapie, biokybernetische Therapie, Erfahrungsheilkunde, Ganzheitsmedizin und vieles andere mehr. Oft fehlen allgemein anerkannte Definitionen dieser Begriffe. Und leider kennen sich viele klassisch ausgebildete Ärzte mit diesem sehr heterogenen Kreis therapeutischer Methoden nicht gut genug aus, um die zahlreichen Fragen ihrer Patienten zu deren Zufriedenheit zu beantworten.

In der Tat gibt es einige gut dokumentierte natürliche Heilverfahren, die bereits dargestellt wurden und längst Eingang in den klinischen Alltag gefunden haben.*

---

* Dazu zählen die Kneipp'schen Verfahren mit Balneotherapie, Phytotherapie, Ordnungstherapie, Ernährungstherapie, psychologische oder psychoedukative Methoden, Entspannungsverfahren, Klimatherapie, Akupunktur usw.

Daneben existiert aber eine Vielzahl zweifelhafter therapeutischer und diagnostischer Techniken. Die Verfechter dieser Behandlungsmethoden propagieren sie gern als »Naturheilverfahren«, benutzen aber zum Teil verwirrend viele technische Hilfsmittel, um einen wissenschaftlichen Eindruck zu erwecken.* Bei nicht wenigen dieser Methoden beruhen die theoretischen Grundsätze auf spekulativen Denkmodellen oder unbewiesenen Theorien. In den meisten Fällen wurden keine den heutigen Anforderungen entsprechenden Therapiestudien vorgelegt, mit deren Hilfe die behauptete Wirksamkeit dokumentiert werden könnte. Ich denke hier beispielsweise an die Kinesiologie zur Allergiediagnostik, die Irisdiagnostik, die Chelattherapie, die Kirlian-Fotografie, die Elektroakupunktur und die Bioresonanztherapie. Und an diesem Punkt werde ich energisch: Denn es geht hier nicht nur um viel Geld, sondern vor allem um das Wohl und die Gesundheit meiner Patienten.

Erst kürzlich hat ein von mir geschätzter Kollege, Edzard Ernst, Inhaber des weltweit ersten Lehrstuhls für Alternativmedizin, darauf hingewiesen, dass ein wichtiges ethisches Prinzip der Medizin bei alternativen Heilmethoden häufig außer Acht gelassen wird, nämlich das informierte Einverständnis des Patienten.** Dem kann ich mich nur anschließen.

Ein Kinderarzt, der in seiner Praxis Bioresonanztherapie anbietet, wird Ihnen kaum verraten: »Bislang gibt es keine wissenschaftlichen Studien über die Wirksamkeit der Bioresonanz.« Oder gar: »Studien belegen eindeutig, dass Bioresonanz nichts hilft.« Wenn er es täte – und damit seiner ärztlichen Pflicht nach-

---

* So beruft sich beispielsweise die Bioresonanztherapie auf neueste Erkenntnisse aus der Quantenphysik und der Weltraumforschung.

** Edzard Ernst, Kevin Smith: *More Harm than Good? The Moral Maze of Complementary and Alternative Medicine.* Springer 2018.

käme –, könnten Sie sich ja immer noch für das angebotene Verfahren entscheiden. Vielleicht wollen Sie die Sache einfach einmal ausprobieren, das ist völlig legitim und nicht zu kritisieren. Aber auf der Grundlage aller zur Verfügung stehenden Informationen würden Sie Ihre Entscheidung womöglich anders treffen, etwa indem Sie sich absichern und zusätzlich zur Bioresonanz ein klassisches Verfahren in Erwägung ziehen. Mit anderen Worten: Sie befänden sich mit dem behandelnden Arzt (oder Heilpraktiker) auf Augenhöhe und würden als Patient bzw. Patienteneltern eine mündige Entscheidung treffen.

Daher lautet die für Sie wie für mich gleichermaßen entscheidende Frage: Wie wird man zum mündigen Patienten, wenn einem bunte Prospekte und hochprofessionell wirkende Websites mit großer Überzeugungskraft suggerieren, man wäre bei dieser oder jener Behandlung bald alle Sorgen los?

Grundsätzlich kann ich Ratsuchenden nur dringend empfehlen, ihre Ratgeber sorgfältig auszusuchen, sie kritisch zu hinterfragen und ihre Schriften genau zu lesen. Vorsicht ist beispielsweise immer geboten bei Begriffen wie »biologisch«, »den Kräften der Natur abgelauscht«, »die inneren Kräfte des Organismus aktivierend«, »die Seele mit dem Körper in Einklang bringend«, »Yin und Yang vereinend«, »den Menschen in seiner Gesamtheit betrachtend«, »harmonisierend«. Einige Merkmale, an denen man Scharlatane erkennen kann, seien im Folgenden kurz zusammengefasst:*

---

* Die Merkmale entsprechen den von der Stiftung Warentest bereits 1996 veröffentlichten Empfehlungen, s. a. *Handbuch Die Andere Medizin*. Stiftung Warentest 1996.

Vorsicht ist geboten bei

- rascher Diagnose mit gleichzeitiger Empfehlung teurer und langwieriger Behandlungsmethoden,
- mangelnder Information über geplante diagnostische und therapeutische Maßnahmen,
- Unterstellung der Gefahr bedrohlicher Krankheiten (z. B. Präkanzerosen), deren Ausbruch nur durch eine spezielle Therapie verhindert werden kann,
- kritiklosen Heilsversprechen,
- Verneinung jeglicher Nebenwirkungen,
- pauschaler Abwertung klassischer medizinischer Verfahren,
- Erhebung von Vorauszahlungen.

Darüber hinaus werde ich Ihnen in diesem Kapitel Methoden beschreiben, vor denen Eltern und Kinder nach meiner Ansicht geschützt werden sollten. Ich werde also Ross und Reiter nennen, denn es handelt sich um Verfahren, über die neutrale Wissenschaftler so viel Beweismaterial gesammelt haben, dass sie in manchen Ländern verboten worden sind. Und schließlich werde ich über Methoden berichten, deren Wirksamkeit meines Erachtens nicht oder nicht ausreichend bewiesen ist.* Hier plädiere ich für eine ergebnisoffene Forschung, die sich voreiligen Schlüssen verweigert, denn auch unser heutiges Wissen ist begrenzt.

Dabei ist mir durchaus bewusst, dass manche Ärzte oder Heilpraktiker manche dieser zweifelhaften Verfahren im besten Glau-

* Bei meinen Einschätzungen und Aussagen stütze ich mich auf die jahrzehntelange Leitung des Arbeitskreises »Komplementärmedizin oder sogenannte Alternativmethoden« der Deutschen Gesellschaft für Allergologie und klinische Immunologie, ausführliche Literaturstudien und den Austausch mit vielen Kollegen und betroffenen Patienten.

ben angewandt haben oder noch anwenden. Es ist in der Tat oft nicht einfach, die wohlfeilen Anpreisungen der Hersteller zu durchschauen. Seit Jahrzehnten weisen die Fachgesellschaften auf entsprechende Missstände hin. Es war mir und ist mir – wie vielen anderen – ein Anliegen, die Öffentlichkeit und auch die betreffenden Kollegen besser zu informieren.

Der zynische Umgang mit Patienten, trotz besseren Wissens obsolete Methoden an ihnen anzuwenden, verbietet sich eigentlich von selbst. Oft werden aber gerade diese Verfahren als besonders gelungene Placebo-Techniken bezeichnet bzw. verharmlost. Denn solche Placebos sind zum Teil extrem teuer, wie es auch das alte Sprichwort ausdrückt: »The bill is the pill«, will sagen: Wenn etwas sehr teuer ist, muss es ja helfen. Deshalb lassen Sie uns an dieser Stelle erst einmal grundsätzlich klären, was Placebos eigentlich sind und welche Bedeutung ihnen in der Medizin zukommt.

Gute Ärzte sind das wichtigste Placebo

Die sicher am längsten und am häufigsten eingesetzte placebowirksame Droge in der Medizin ist der Arzt, in früheren Zeiten der Schamane. Moderne Forschung lässt uns immer mehr verstehen, wie wichtig und heilsam die Zuwendung unserer Mitmenschen für uns ist, seien es Ehegatten, Eltern, Geschwister, Freunde oder eben Ärzte.

Das Vertrauen, das wir als Patienten in Ärzte setzen, hat eine ungeheure Wirkung. Als hilflose Patienten wiederum sind wir geneigt, jedem zu vertrauen. Wir greifen nach jedem Strohhalm, vor allem wenn wir schwer krank sind. Das ist die Kehrseite der Medaille.

In den vergangenen Jahrzehnten habe ich viele vertrauenswürdige, mit Empathie und Expertise ausgestattete Vertreter der Komplementärverfahren oder Alternativmethoden kennengelernt. Bei so mancher und manchem konnte ich mir lebhaft vorstellen, wie liebevoll sie mit ihren Patienten umgingen und dass es ihren Patienten danach allein durch die Anwesenheit ihres Arztes bereits besser ging. Manchmal habe ich es bedauert, dass die betreffenden Kollegen ihre Wirkung auf die angewandte Alternativmethode bezogen und nicht auf ihre persönliche Ausstrahlung, ihre höchst eigene »Placebo-Wirkung«. Viele von ihnen hätten mit gutem Heilerfolg jede beliebige Methode benutzen können.

Diese alltägliche Placebo-Wirkung zeigt sich in einer ebenfalls alltäglichen Beobachtung: Fast alle Kinder, die in der Praxis persönlich begrüßt werden, antworten auf die Frage, wie es ihnen denn geht, mit »Gut«, selbst wenn sie sich krank fühlen. Erst auf die zweite Frage, weshalb sie denn den Doktor besuchen, kommt als Antwort die Schilderung der konkreten Beschwerden, die dann oft den Eltern überlassen wird. Die erste Antwort gilt der Herstellung einer freundlichen Atmosphäre, die zweite bezieht sich auf den konkreten Anlass des Besuches, hier überlässt ein Kind die Arbeit gern den Erwachsenen.

So weit die positive Seite. Die überaus schädlichen Wirkungen, die von erwiesenermaßen unwirksamen »Alternativmethoden« ausgehen, dürfen aber nicht verschwiegen werden. Kranke Menschen – kranke Kinder und ihre Eltern zumal – brauchen nichts weniger als Halbgötter in Weiß, die ohne Nachweis der Sinnfälligkeit ihres Tuns die Gutgläubigkeit Not leidender Menschen ausnutzen.

Gott sei Dank wurden diese Halbgötter inzwischen schon größtenteils entmachtet und abgeschafft. Statt auf eine eminenzbasierte Medizin vertrauen wir heute auf die evidenzbasierte Medizin. Das heißt: Wir glauben nicht mehr, was uns ein Weißkittel sagt, sondern wir vertrauen auf nachgewiesene Wirksamkeit, wie sie in Studien dokumentiert ist. Wir sind alle etwas demokratischer und selbstbewusster geworden. Das ist eine positive Entwicklung, und der dahinterstehende Anspruch ist sehr zu begrüßen. Doch möge er bitte auch für »Alternativmediziner« gelten. Von außen betrachtet, erinnert die Fähigkeit mancher Verfechter von Alternativmethoden, kritische Fragen zu ignorieren und unliebsame Details auszublenden, nämlich an das berühmte Gedicht von Eugen Roth:

Ein Mensch, der sich ein Schnitzel briet,
bemerkte, dass ihm das missriet.
Jedoch da er es selbst gebraten,
tut er, als wär es ihm geraten,
und, um sich nicht zu strafen Lügen,
isst er's mit herzlichem Vergnügen.

Die Zeit der Rattenfänger sollte jedenfalls ein für allemal vorbei sein. Oder kommt sie gerade wieder im neuen, postfaktischen Zeitalter? Die Aufklärung ist ein hohes europäisches Kulturgut, und moderne Schamanen wirken ihr entgegen.

»Alternative« diagnostische Methoden*

- Anthroskopie
- Auraskopie/Auratest
- Bioelektrische Funktionsdiagnostik
- Decodertest, Elektroneuraltest
- Energetische Fotografie und Diagnostik (Kirlian-Lines)
- Energetische Terminalpunkt-Diagnostik
- F. X.-Mayr-Diagnostik
- Haaranalyse
- Instant Calligaris Diagnostik (Phronimologie)
- Irisdiagnostik
- Kinesiologie
- Kristallisationstest
- Mental-Diagnostik
- Radiaesthesie (Pendeln, Wünschelruten, Magnetopathie, Geopathie)
- Thermografie

»Alternative« therapeutische Systeme

- Alexander-Technik
- Aromatherapie
- Astromedizin
- Atemtherapie
- Ausleitende Verfahren, Lymphdrainage
- Autosuggestion

---

* Bundesministerium für Forschung und Technologie: *Materialien zur Gesundheitsforschung; Band 21: Unkonventionelle Medizinische Richtungen*. Bremerhaven 1995.

- Bachblütentherapie
- Bioresonanz-, Moratherapie
- Chelat-Therapie
- Chirophonetik/Chirotherapie
- Diätetische Verfahren
- Edelsteintherapie
- Eigenblut- und Eigenurintherapie
- Elektroakupunktur
- Eliminationsverfahren für Umweltgifte
- Enzymtherapie
- Farbtherapie
- Feldenkrais-Methode
- Fokussuche und Herdsanierung
- Geistheilung
- Halotherapie
- Handauflegen
- Haptonomie und Tonusregulation
- Magnetfeldtherapie
- Mikrobiologische Therapie
- Neuraltherapie
- Organotherapie
- Orgontherapie nach Reich
- Peptidtherapie
- Perkutane Regulationstherapie (Ionensalbe)
- Physikalische Medizin/Balneologie/Klimatologie
- RNS-Therapie
- Sauerstoff- und Ozontherapie
- Spagyrik
- Zelltherapie
- Zytoplasmatische Therapie

Bioresonanz und ähnliche Verfahren

Bioresonanzverfahren leiten sich von der 1920 in den USA von Albert Abrams entwickelten »Radionik« ab. Abrams wurde dafür von der American Medical Association als »oberster Quacksalber des 20. Jahrhunderts« bezeichnet. Franz Morell, Arzt und Mitbegründer der Frankfurter Sektion von Scientology, und sein Schwiegersohn, der Elektroingenieur Erich Rasche, haben 1977 das Bioresonanzgerät entwickelt, das angeblich zugleich diagnostizieren und therapieren kann. Pate gestanden hat dabei das E-Meter der Scientologen, und auch für den Geräteverkauf sind zum Teil hochrangige Scientologen verantwortlich. Ursprünglich nannten die Erfinder das Verfahren nach ihren Initialen MORA. Angeblich wegen einer Weiterentwicklung der Geräte, tatsächlich aber wohl, um nicht weiterhin in die Nähe von Scientology gerückt zu werden, benannten sich in den 1990er-Jahren mehrere bedeutende Therapeutenvereinigungen um und verbannten den Begriff »Bioresonanz« aus ihrer Namensgebung. Die Bezeichnung wurde unzählige Male geändert in Biokommunikations-, Bicom-, Bioresonanz-Therapie (BRT), in Multicom- bzw. Multiresonanztherapie, Biophysikalische Informationstherapie (BIT), Diagnostische Resonanztherapie (DRT), Sequentielle Frequenzdiagnostik, Lykotronik-Therapie, SomaDyne, VegaSTT oder Matrix-Regenerationstherapie. Es gibt Geräte mit klingenden Namen wie Vega-Select, Biophysikalische Informationstherapie (BIT), Mora-Color, Tricom, Audiocolor.

Das Konzept des Verfahrens ist so simpel wie unsinnig: Behauptet wird, das Gerät nehme »pathologische Schwingungen« des Körpers auf, wandle sie in harmonisierte, gesund machende Schwingungen um und gebe diese wieder an den Körper zurück. Auf diese Weise sollen Krankheiten »gelöscht« und die körpereigenen Regulationskräfte gestärkt werden.

Zur Messung berührt der Proband über mindestens zwei Elektroden ein Gerät, dessen Funktionsweise von den Herstellern nicht offengelegt wird. Vermutlich misst es den Hautwiderstand, ähnlich einem Lügendetektor, der Elektroakupunktur nach Voll (EAV) oder eben dem bei Scientology verwendeten E-Meter. Einige Geräte verstärken elektrische Signale im Niederfrequenzbereich, ähnlich wie der Verstärker einer Stereoanlage, wobei sich Krankheiten als Störung im Frequenzmuster zeigen sollen.

Für die von den Verfechtern der Bioresonanztherapie behaupteten normalen bzw. krankhaften Frequenzmuster wurden bisher keine Belege erbracht. Es sind auch keine physikalischen und biologischen Grundlagen für eine »Löschung« solcher Frequenzmuster im Körper nachgewiesen, wie von den Vertretern der Bioresonanztherapie behauptet und von ihren Anhängern geglaubt wird. Umfangreiche Studien belegen, dass beim therapeutischen Einsatz der Bioresonanz ausschließlich ein Placebo-Effekt wirkt. Das Perfide dabei ist, dass dem Patienten zunächst oft Diagnosen zugeschrieben werden, die einer kritischen Überprüfung nicht standhalten, und dass diese anschließend in teuren Sitzungen auf wunderbare Art und Weise »geheilt« werden.

Behandelt wird alles und jedes: Organkrankheiten, Funktions- und Wundheilungsstörungen, Haut-, Kinder- und orthopädische Krankheiten, Autoimmunkrankheiten und Schmerzzustände. Es wird behauptet, die Methode eigne sich zur Vorbereitung und Nachbehandlung von Operationen, zum »Entgiften« des Körpers bei chronischen Leiden; insbesondere aber wird sie bei Allergien und Neurodermitis angewendet. Mithilfe der Schwingungen des Partners sollen sogar missglückte Beziehungen geheilt werden. Und schließlich kommt die Bioresonanz auch in der Tiermedizin zum Einsatz.

Die Wissenschaft stuft Bioresonanz als Suggestivverfahren und Placebo ein. Die Anwendung mag harmlos sein, aber Kranke, die sich auf seine Wirkung verlassen, können eine notwendige Behandlung verzögern oder versäumen. Gefährlich ist die Behauptung, eine Behandlung mit Bioresonanz könne Medikamente einsparen helfen: Es sind Todesfälle dokumentiert.

In den USA ist die Bioresonanztherapie daher verboten. Die gewerbliche Anwendung eines solchen Geräts kann dort als Betrug verfolgt werden. Auch die Stiftung Warentest spricht im Zusammenhang mit Bioresonanz von Betrug. Trotzdem werden Geräte dieser Art von mehr als einem Dutzend Firmen hergestellt, vertrieben und angeblich von Tausenden von Ärzten und Heilpraktikern angewendet. Deutsche Krankenkassen erstatten die Kosten für die Bioresonanz seit Jahren nicht mehr.

Meinen Patienteneltern empfehle ich einen simplen Test: Halten Sie bei der Untersuchung wie üblich den einen Sensor in der einen Hand. Lassen Sie sich aber den zweiten Sensor, mit dem der Untersucher Ihre Schwingungen messen will, auch aushändigen. Drücken Sie diesen Sensor unterschiedlich fest auf jedes beliebige Hautareal. Sie können so – in Abhängigkeit vom Druck, den Sie ausüben – beinahe jeden beliebigen Ausschlag auf der Anzeige erzeugen. Der Untersucher wird Ihnen natürlich erklären, dass man nur nach gründlicher Ausbildung und großer Übung solche Messungen durchführen kann – aber urteilen Sie besser selbst.

Mein Team und ich wollten es an dieser Stelle genau wissen. Daher haben wir uns mit zwei Geräten der neueren Generation (Bioresonanz 2.0 mit etwas anderer Technik) näher befasst und Gegenproben der Untersuchungsdaten von unseren Probanden an rohem Fleischbrät (bayerisch: Leberkäse) und einem nassen Putzlumpen durchgeführt.* Listigerweise haben wir der Soft-

* Bei dem Experiment verwendeten wir den Bioscan SWA (Institut Dr. Rilling GmbH aus Pliezhausen bei Tübingen Inc. Miami, FL 33131/USA) und den Vieva Vital Analyzer (Vitaltuning UG aus Hungen/Hessen).

ware, die die Ergebnisse darstellen sollte, sowohl bei der Untersuchung des Probanden als auch bei der Testung von Leberkäse und nassem Lappen immer Namen, Geburtsdatum, Körpermaße und Geschlecht des gesunden Probanden angeboten. Die Software ging also davon aus, dass der gleiche Proband dreimal untersucht worden war. Das Ergebnis war erschütternd: Das vielversprechende und extrem teure Gerät konnte nicht zwischen Putzlumpen, Leberkäse und gesunden Probanden unterscheiden. Auch schwerste Erkrankungen eindeutig kranker Patienten konnte es nicht erkennen. Die Befunde, die am gleichen Probanden, dem gleichen Leberkäse und dem gleichen feuchten Tuch mit verschiedenen Altersangaben erhoben wurden, zeigten riesengroße Abweichungen in den Messwerten. Die Geräte, die auch in einer Reformhauskette eingesetzt worden waren, verschwanden sehr schnell aus deren Gesundheitsprogramm, als *Report München* (ARD) die Leitung der Reformhauskette mit unseren Ergebnissen konfrontierte.*

Elektroakupunktur nach Dr. Voll

Bereits im Jahr 1976 wurde die Methode im Beisein von Dr. Voll und anderen führenden Vertretern dieser Methode untersucht. Das Ergebnis: Alle beobachteten elektrischen Veränderungen waren manipuliert.

Die EAV soll durch Messung des Hautwiderstands an bestimmten Akupunkturpunkten eine medizinische Diagnose ermöglichen. Diese Behauptung kann seit 1987 (!) als widerlegt an-

---

* Das Experiment zur Bioresonanztherapie kann man nachlesen in: Dorsch W., Kolt A.: Einfache Testverfahren zur Überprüfung der Aussage von Bioresonanz-basierten medizinischen Befunden – Der Leberkäs-Test; *AllergoJournal* 2018.

gesehen werden: Ein Wissenschaftler der Medizinischen Fakultät der Philips-Universität in Marburg hat damals die Methodik der EAV ausführlich untersucht und die Abhängigkeit des gemessenen Widerstands von Anpressdruck, Hautfeuchtigkeit und Lokalisation beschrieben. Er konnte zeigen, dass die Messwerte an Akupunkturpunkten nicht reproduzierbar sind und dass ein willkürlich gewählter Punkt an der Stirn keine anderen Messwerte ergibt als die von den Anhängern der EAV benutzten Akupunkturpunkte an den Fingern. Der Wissenschaftler kam zu dem Schluss: »Die offenen Fragen zu den Grundlagen der EAV, die zahlreichen Widersprüche in den Veröffentlichungen der Vertreter der EAV und verwandter Methoden, die vielfältigen Möglichkeiten der Manipulation der Messergebnisse, unkritische Äußerungen und mystische Vorstellungen von Anhängern dieser Methode und ihre angeblich schwierige Erlernbarkeit lassen die EAV als Grundlage ärztlicher Diagnosen äußerst fragwürdig erscheinen.«

Der Gerätehersteller Holimed teilt auf seiner Website mit, Bioresonanz und Elektroakupunktur nach Dr. Voll seien wissenschaftlich umstritten und würden von der Lehrmedizin nicht anerkannt. Trotzdem seien im Jahr 2015 in Deutschland schätzungsweise 10 000 Systeme im Einsatz, etwa 4000 davon bei Ärzten.

Bei der EAV empfiehlt sich – ähnlich wie bei der Bioresonanz der ersten Generation – ein Test: Lassen Sie sich den EAV-Sensor aushändigen, führen Sie selbst die Messung durch und drücken dabei mit dem Sensor unterschiedlich fest auf die Messstelle oder jedes beliebige andere Hautareal. Sie können so fast jeden beliebigen Ausschlag auf der Anzeige erzeugen.

Irisdiagnostik

Die hohe individuelle Variabilität der Iris hat Wunderheiler oft in Versuchung geführt, sie als Basis einer Pseudodiagnostik zu benutzen. Ihr Erfolg bei manchen Leichtgläubigen ist erstaunlich: Nach einer erfolgreichen Behandlung müsste sich doch das Erscheinungsbild der Iris ändern. Genau dies ist aber nicht der Fall. Lassen Sie sich das erklären!

Kinesiologie

Die Kinesiologie ist ein wissenschaftlich nicht anerkanntes alternativmedizinisches Diagnose- und Therapieverfahren ohne belegte Wirksamkeit. Sie beruht auf der Annahme, dass sich gesundheitliche Störungen als Schwäche bestimmter Muskelgruppen manifestieren. Zentrales Werkzeug der Kinesiologie zur Diagnose solcher Störungen ist der »kinesiologische Muskeltest«.

In der Kinesiologie werden Begriffe und Lehren aus der Meridian- und der Elementenlehre verwendet. So wird beispielsweise der Begriff »Energie« in Anlehnung an das daoistische Qi im Sinne von »Lebensenergie« benutzt. Die Kinesiologie sieht sich selbst als eine Methode, die den Menschen in seiner Ganzheit wahrnehmen soll. Das heißt, dass Befunde nicht isoliert, sondern im Zusammenhang mit emotionalen und mentalen Einflüssen und Abhängigkeiten betrachtet werden sollen. Aus der originären *Applied Kinesiology* wurde vor allem die Behandlung von Reflexen wie die »Neurolymphatischen Reflexpunkte« des Osteopathen Chapman und die »Neurovaskulären Reflexpunkte« des Chiropraktikers Bennett in das »Touch for Health« beziehungsweise die »Angewandte Kinesiologie« integriert.

Die Kinesiologie beansprucht, Allergien und Unverträglichkeiten dadurch zu erkennen, dass die Berührung eines Allergens, auch wenn es in einer Phiole eingeschmolzen ist, zu Verkrampfungen führt, die ein erfahrener Kinesiologe erfassen kann. Vor Jahren wurde in Hamburg an der dortigen dermatologischen Klinik mit Unterstützung der Veronica-Carstens- Stiftung die diagnostische Relevanz der Kinesiologie untersucht. Zu diesem Zweck wurden die besten Kinesiologen vor Ort gebeten, Patienten zu untersuchen, die in der Hamburger Hautklinik allergologisch bekannt und durchuntersucht worden waren. Das Resultat: Kaum einer der Kinesiologen erbrachte Diagnosen, die mit denen der dermatologisch tätigen Kollegen übereinstimmten. Auch untereinander waren sich die Kinesiologen beim gleichen Patienten selten einig.

Eine Doppelblindstudie, an der ebenfalls erfahrene Kinesiologen beteiligt waren, hat den Anspruch der Methode eindeutig widerlegt. Dieses Ergebnis entspricht meiner eigenen Erfahrung: »Mein« Kinesiologe fand bei mir alle möglichen, nur nicht die relevanten Allergien.

Auspendeln von Allergien

Während eines Kongresses für Alternativmethoden in einem Kurbad berichtete mir ein jüngerer Kollege, dass er eine neunzigjährige Patientin betreue, die zeitlebens jedes Essen ausgependelt habe, bevor sie es zu sich nahm. Der Kollege war davon überzeugt, dass sie nur dadurch ihr hohes Alter erreicht hatte. Ein unspezifischer Effekt war sicher da: Die alte Dame hat ruhig und langsam gegessen und war davon überzeugt, dass das Essen ihr guttat.

Allergien oder Unverträglichkeiten auszupendeln ist ein wunderbarer Trick: Niemand kann ein Pendel lange ruhig halten, ohne dass es in die eine oder andere Richtung leicht und dann immer stärker ausschlägt. Sobald ein Spielleiter (in unserem Fall der behandelnde Arzt) in Aktion tritt, ist der Untersuchte nicht mehr unbefangen. Das Pendel wird zwangsläufig in eine Richtung ausschlagen.

In diesem Zusammenhang ist ein Gedankenexperiment erhellend: Stellen Sie sich eine junge hübsche Frau vor, der gegenüber ein älterer Herr sitzt. Der Versuchsleiter teilt ihm mit, dass er im Falle eines positiven Ergebnisses, das heißt, falls das Pendel in Richtung der jungen Dame ausschlägt, sie zum Abendessen einladen muss. Nehmen wir an, dass der ältere Herr gut erzogen ist und eine andere Form der Annäherung vorziehen würde. Er wird jede kleinste zufällige Bewegung in Richtung der jungen hübschen Dame zu verhindern versuchen. Mit der Folge, dass das Pendel umso stärker in die Richtung dieser jungen Frau ausschlägt. Ist der ältere Herr nicht so gut erzogen, wird er das Pendel selbst in ihre Richtung lenken – mit dem gleichen Ergebnis ...

Radiästhesie (Wünschelrutengehen, Geopathie, Magnetopathie u. a.)

Wünschelrutengeher nehmen an, dass in der Nähe von Quellen leichte Veränderungen im Magnetfeld der Erde bestehen, die ein erfahrener Rutengänger mit einer frisch geschnittenen Wünschelrute durch einen minimalen Ausschlag wahrnehmen kann. Ich weiß nicht, ob ich seinerzeit der Suggestivkraft eines Wünschelrutengängers erlegen bin, als ich als junger Kerl im schönen Isartal in der Nähe eines Quellbachs tatsächlich ein leises Zucken an meiner Wünschelrute wahrnahm. Es ist lange her. Ich war damals vielleicht zu leichtgläubig. Wie dem auch sei: Die in bestimmten esoterischen Kreisen geübte Technik, die eigene Wohnung nach geodätischen oder erdmagnetischen Gesichtspunkten einzurichten, muss man wohl nicht so ganz ernst nehmen.

Aromatherapie

Die Aromatherapie ist eine schöne Art der Autosuggestion: Wenn man an einer Rose riecht, fühlt man sich besser (falls man nicht allergisch darauf reagiert). Jede Pflanze, jede Blume, jeder Geruch wird unser Befinden in einer bestimmten Art und Weise beeinflussen (Deininger 1993). Neben anderen autosuggestiven Techniken wird auch die Aromatherapie bei allergischen bzw. Atemwegserkrankungen angepriesen.

Autohomologe Immuntherapie nach Dr. Kief

Das Ausgangsmaterial dieser »Therapie« ist Blut oder Harn des Patienten. Mit einer patentierten Technik – der hyperbaren Ozontherapie ähnelnd – wird das Blut oder der Harn biochemisch verändert und dem Patienten oral, über die Nase, per Inhalation oder Injektion verabreicht. Ein nachvollziehbarer Wirknachweis ist nicht erbracht. Die Indikationslyrik für das Marketing dieses Verfahrens umfasst u. a. Allergien, Erkrankungen der Atemwege, Hautkrankheiten und bösartige Tumore (!).

Der im Folgenden zitierte Originaltext ist selbstentlarvend. Die Art der Veränderung des Patientenserums bzw. -urins wird folgendermaßen beschrieben: »Die Verarbeitungsprozesse der AHIT (Auto-Homologe Immun-Therapie) sind der Natur bzw. den körpereigenen Prozessen abgelauscht.« Zur Effizienz der Behandlung heißt es: »Der Zeitraum von Beginn der Therapie bis zur ersten Besserung ist sehr unterschiedlich. Er reicht von wenigen Tagen bis zu mehreren Monaten und ist abhängig von der Reaktion des Organismus bzw. der richtigen Dosierung der Homolysate.« Zur Wirkweise kann man lesen: »Den Erreger der ›Neurodermitis‹ kennt man zwar nicht, aber die Bindung krank machender Überträgerstoffe mit ›Antigencharakter‹ (durch die

AHIT) ist durchaus denkbar, ja, wahrscheinlich.« Zum Schluss das Wesentlichste, die Bezahlung: »Für die AHIT liegt noch keine kontrollierte Studie vor, sodass die Kassen nicht gezwungen sind, dem Patienten diese Therapie zu bezahlen.«

Bachs Blütentherapie

Frische Blüten ausgewählter Pflanzen werden über Nacht in frisches Quellwasser gelegt, das Wasser am nächsten Morgen getrunken oder weiterverarbeitet. Es ist schwer vorstellbar, dass das tropfenweise Trinken von Blumenwasser überhaupt Wirkungen zeigen soll. Allerdings schildern manche Anhänger der Blütentherapie des englischen Arztes Dr. Bach (1886–1936) eine fast unglaubliche Beeinflussung ihres subjektiven Befindens.

»Allergenfreie Diät« nach IgG-Nachweis zur Diagnostik einer Nahrungsmittelallergie

Diätempfehlungen, die aufgrund unseriöser diagnostischer Techniken ausgesprochen werden, können vor allem Kinder extrem gefährden. »Diät als Kindsmisshandlung« lautet das Schlagwort, das den Sachverhalt in keiner Weise übertreibt. In einschlägigen Kreisen ist derzeit der Nachweis einer angeblich IgG-vermittelten Nahrungsmittelallergie besonders beliebt.

Was Laien oft nicht wissen: Die Immunglobuline der G-Klasse (»IgG-Antikörper«) werden von jedem Menschen gegen jedes Nahrungsmittel gebildet, das die Betreffenden zu sich nehmen. Das Einzige, was man mithilfe dieser Antikörper sicher beweisen kann, ist, dass der/die Betroffene das entsprechende Nahrungsmittel irgendwann einmal zu sich genommen hat. Mehr nicht. Manche haben eine wichtige Schutzfunktion, in seltenen Fällen üben diese Antikörper schädliche Wirkungen aus. Als Screening-

Methode zur Entdeckung von Nahrungsmittelunverträglichkeiten ist der Nachweis spezifischer IgG-Antikörper jedenfalls nicht geeignet.

Gleichwohl lassen sich Privatlabore den Antikörper-Nachweis und eine daraus erstellte Liste mit zu vermeidenden Nahrungsmitteln teuer bezahlen. Etwas günstiger sind die Schnelltests zum Selbst-Durchführen, die sogar in einem bekannten Internetversandhaus erhältlich sind. Aus den Kundenrezensionen: »Jahrelang quält man sich, weil der Arzt einem nicht glaubt, innerhalb einer Stunde hat man die ganze Wahrheit. Tolles Produkt!« Die kritischen Stimmen, die dringend abraten, gehen dagegen unter.

Eine besonders pikante Variante dieser Verfahren wird zur Behandlung Adipöser eingesetzt. Für die Mitteilung: »Lass alles weg, was du gegessen hast, und du wirst dünner« bezahlen betrogene Patienten mehrere Hundert Euro. Diäten, die ausschließlich auf dem Nachweis spezifischer IgG-Antikörper beruhen, sind gefährlich. Wer sie verordnet, setzt sich dem Verdacht des Betrugs aus.

Eigenblutbehandlung

Üblicherweise wird bei dieser Methode Vollblut venös entnommen und intramuskulär injiziert. Diese unspezifische Reiztherapie soll bei verschiedensten Erkrankungen günstige Wirkungen zeigen. Die intramuskuläre Injektion von venös entnommenem Blut verursacht (durchaus schmerzhafte) Entzündungsprozesse, die im Sinne eines Gegeneffekts antientzündlich wirken können.

Eine homöopathische Variante dieser Therapie lässt in Alkohol bzw. Wasser aufgeschüttelte (»potenzierte«) Blutstropfen schluckweise trinken. Dass das mehr bewirken könnte als Zahnfleischbluten, ist nicht belegt.

Schüßlersalze

Dem deutschen Arzt Wilhelm Schüßler war die Vielfalt der homöopathischen Heilmittel zu unübersichtlich. Daher entwickelte er vor rund 120 Jahren ein eigenes Behandlungssystem, das mit zwölf verschiedenen Mineralsalzen auskommt. Dieses einfache System, das sich deutlich von jeder »Schulmedizin« abgrenzt (die ist ja noch komplizierter!), wird intensiv beworben: Das »klüger Schüßlern« (www.klueger-schuesslern.de) bietet »individuell« zwölf Salze zur »Heilung aller Beschwerden« an. Die »Zwölf Salze des Lebens« machen die Behandlung von Krankheiten wirklich einfach: Zum Beispiel heißt es, Salz Nr. 8 (Natrium chloratum = NaCl) sei als Regelpotenz D6 gut gegen Depressionen, Anämie, Kopfschmerz, Windeldermatitis und vieles andere mehr.

Liebe Leserin, lieber Leser, Voltaire hat jedem Redner und jedem Bücherschreiber eine wichtige Mahnung mitgegeben: »Die Kunst zu langweilen besteht darin, alles zu sagen.« Ich möchte deshalb an dieser Stelle die Besprechung der eher unseriösen Alternativmethoden beenden. Ihr Kinderarzt, die Fachgesellschaften und Laienorganisationen stehen Ihnen für Fragen zur Verfügung. Bleiben Sie kritisch, auch wenn es oft schwer ist, sich auf dem Jahrmarkt der Alternativmethoden zurechtzufinden.

Jahrmarkt der Methoden

An dieser Stelle möchte ich noch einen Appell an die Verantwortlichen im Gesundheitswesen richten: Angesichts knapper Kassen können wir kein Geld für unseriöse Alternativmethoden oder für eine zwar angenehme, aber kaum nötige Wohlfühlmedizin verschwenden – zumal wenn diese Kosten zulasten dringend nötiger Ausgaben wie der Versorgung von chronisch Kranken oder einem weiteren Ausbau der Palliativmedizin gehen. Der im Folgenden zitierte Katalog der Alternativmethoden der Krankenkassen sollte daher gründlich entrümpelt werden.* Neben seriösen Methoden wie der Atemtherapie, der Balneotherapie, der Phytotherapie und der Progressiven Muskelrelaxation enthält er leider auch Verfahren, über deren Wirksamkeit es keinerlei Aussagen gibt, die aber teuer bezahlt werden müssen.

Die Frage muss erlaubt sein: Geht es bei der Wellness-Medizin wirklich um Hilfe für kranke Mitmenschen – oder um das wirtschaftliche Wohlergehen der Krankenkassen, die sich auf diese Weise zahlungskräftige, vergleichsweise gesunde Kunden angeln wollen?

Katalog der Alternativmethoden

- Alternative Arzneimittel: Ergänzung zur Schulmedizin
- Anthroposophische Medizin: Balance von Körper, Geist und Seele
- Autogenes Training: Heilung kommt von innen
- Atemtherapie: Heilung durch bewusste Veränderung der Atmung
- Ayurveda: Gesamtkonzept aus Bewegung, Ernährung und Lebensweise

---

* Vgl. den entsprechenden Link unter www.krankenkassen.de/gesetzliche-krankenkassen/gesetzliche-krankenkassen-im-vergleich: Das Auffinden der passenden Krankenkasse erfolgt per Mausklick. Unter dem Hinweis »Krankenkassen übernehmen die Kosten für bestimmte alternative Heilmethoden ganz oder teilweise« muss man in der folgenden Aufzählung lediglich die alternativen Heilmethoden ankreuzen, die interessieren. Die folgenden Tabellen zeigen dann, welche Krankenkassen zu zahlen bereit wären (Stand: Dezember 2017).

- Bachblütentherapie: Mit sich selbst ins Gleichgewicht kommen
- Balneotherapie: Heilung durch angereichertes Wasser
- Chelattherapie: Belastungen durch Schwermetalle entgegenwirken
- Chiropraktik: Fehlstellungen von Knochen und Gelenken beseitigen
- Eigenbluttherapie: Immunreaktion soll körpereigene Abwehr stärken
- Eigenharntherapie: Trinkkuren, die heilen sollen
- Elektrotherapie: Hilfe bei muskulären Leiden
- Feldenkrais: Selbstbild erforschen, neue Empfindungsmuster einüben
- Heliotherapie: Behandlung mit Sonnenstrahlen
- Homöopathie: Den ganzen Menschen betrachten
- Irisdiagnostik: Krankheiten über das Auge aufspüren
- Kryotherapie: Therapeutisch gezielter Einsatz von Kälte
- Osteopathie: Fehlstellungen und Ungleichgewichte lösen
- Fototherapie: Heilung von Körper und Seele durch Licht
- Phytotherapie: Pflanzen als Heilmittel
- Progressive Muskelentspannung: Hilfe bei Verspannungen
- Qi Gong: Arbeit an und mit der Lebensenergie
- Shiatsu: Massage und Körperarbeit gleichzeitig
- Traditionelle Chinesische Medizin: Anamnese im Fokus
- Yoga und Meditation: Es geht um die innere Balance

Offene Grenzen

Medizinische Wissenschaft ist ein ergebnisoffener Prozess. Vermeintlich gesicherte Methoden verlieren im Laufe der Weiterentwicklung ihre wissenschaftliche Grundlage; andere Verfahren, die als ungesicherte »Alternativmethode« galten, können ihre Wirksamkeit belegen und finden so Eingang in die sogenannte Schulmedizin. Die Grenzen sind also fließend. Ähnlich wie bei der Akupunktur rankt sich bei manchen medizinischen Methoden um einen naturwissenschaftlich nachvollziehbaren realen Kern ein mystischer Überbau, der den Blick auf das Wesentliche erschwert.

Ich nenne hier zwei Beispiele für Methoden, die als exzentrische Alternativmethoden gelten, aber – vielleicht – einen rationalen Kern enthalten.

Feldenkrais – mehr als Wellness und Lifestyle?

Von außen betrachtet scheint die Feldenkrais-Methode als »harmonisierende Bewegungsübung« eher dem Wellness- und weniger dem medizinischen Bereich anzugehören. Sie selbst versteht sich freilich als wissenschaftlich untermauerte Alternativmethode. Sie ist benannt nach ihrem Begründer, dem ukrainischen Physiker und Judolehrer Moshe Feldenkrais (1904–1984), und gilt als körperorientierte Lernmethode, die es dem Schüler ermöglichen soll, mehr über den eigenen Körper und gesunde Bewegungsmuster zu lernen. Neben den Kampfsport-Erfahrungen des Begründers flossen auch Grundsätze der manuellen Therapie in die Methode ein. Sie wird vorbeugend und als Körpertherapie bei chronischen Schmerzen und Einschränkungen des Bewegungsapparates angewendet.

Im Zusammenhang mit der Feldenkrais-Methode wird immer

wieder betont, dass es sich um ein *ganzheitliches Konzept* handele mit dem Ziel, das Bewusstsein zu schulen, Lernprozesse zu vervollkommnen und die eigenen Lebensumstände zu verbessern. Moshe Feldenkrais hatte also die ganze Person und ihr Selbstbild im Blick, auch wenn er vor allem körperorientiert arbeitete: »Ist Ihr Selbstbild negativ, ist Ihre geistige und körperliche Bewegungsfreiheit eingeschränkt. Doch wenn Sie Ihre Körperwahrnehmung verändern, kommt alles wieder ins Lot, und Sie werden von Ihren Schmerzen befreit«, erklärt ein Text zur Selbstdarstellung der Methode, der sich auch auf die Erkenntnisse der modernen Neurologie bezieht, um die Wirksamkeit der Methode zu bestätigen. »Über 20 klinisch kontrollierte Studien untersuchten die Wirksamkeit bei Rücken- und Gelenkproblemen, Multipler Sklerose, Asthma und Schlaganfall.«

Feldenkrais lehrte, dass sich durch die Schulung der Selbstwahrnehmung grundlegende menschliche Funktionen verbessern und Schmerzen reduzieren lassen und dass dies allgemein zu als leichter und angenehmer empfundenen Bewegungen führt. Dabei orientiert sich die Feldenkrais-Methode am »organischen Lernen«, wie es in der »normalen« Entwicklung vom Baby zum Kleinkind stattfindet und von dem Feldenkrais aufgrund seiner Beobachtungen und Studien annahm, dass sich dieses Lernen auch über die Kindheit hinaus fortsetzen lässt. Die Methode findet insbesondere zur Wiedererlangung der vollen Mobilität nach Verletzungen in der Rehabilitation und beim Abbau von Schmerzen aufgrund von Fehlhaltungen Anwendung. »Ihrem Konzept nach können jedoch Menschen in den unterschiedlichsten Lebenssituationen von ihren Möglichkeiten profitieren. Sie soll geistige und körperliche Frische bis ins hohe Alter erhalten helfen. Auch kann sie beispielsweise für Musiker, Tänzer, Sportler und andere an Bewegung Interessierte von Nutzen sein«, so die Beschreibung auf Wikipedia.

Das alles klingt sehr esoterisch, viele Begriffe sind eher allgemein gehalten. Jeder kann sich etwas anderes unter »grundlegenden menschlichen Funktionen« oder »organischem Lernen« vorstellen. Aber vielleicht steckt mehr dahinter: Vor Jahren war ich einmal sehr schwer krank und hatte, als ohnehin eher schlanker Mann, ein Drittel meines Körpergewichts verloren. Eines Tages wurde ich frühmorgens wach, wollte aufstehen, konnte aber vor lauter Schwäche meine Arme nicht heben. Sie versagten mir schlicht und einfach den Dienst. Mir gelang es erst, die Arme von der Bettfläche zu heben, als ich mich darauf konzentrierte, mit den Fingerspitzen auf das Bild an der gegenüberliegenden Wand zu deuten. Offensichtlich konnte die unbewusste Steuerung meiner Muskulatur mehr Reserven mobilisieren als mein bewusstes Wollen.

Erstaunliche Erkenntnisse über die Funktionsweise unseres Gehirns liefern auch die Erfolge der Spiegeltherapie. Von ihr profitieren Kinder und Erwachsene mit Halbseitenlähmung, z. B. nach Hirninfarkten: Der Patient sitzt vor einem Spiegel, der den gelähmten Arm der einen Seite verdeckt, stattdessen den gesunden Arm im Spiegelbild zeigt und so für den Patienten die optische Illusion erzeugt, er könne über zwei bewegliche Arme verfügen. Aus den Ergebnissen von bildgebenden Verfahren weiß man, dass die Beobachtung einer Bewegung an einem anderen Menschen in unserem eigenen Gehirn die gleichen Areale stimuliert, die zur Ausübung dieser Bewegung aktiviert werden. Diese Areale nennt man Spiegelneuronen, und sie spielen in der Kommunikation von Menschen (und übrigens auch von Primaten) eine große Rolle. Man kann dies beispielsweise bei Müttern beobachten, die beim Füttern ihrer Säuglinge stets den eigenen Mund öffnen, um zu erreichen, dass ihr Säugling es ihnen nachmacht. Kleinkinder, die ihre Geschwister oder Puppen füttern, verhalten sich ähnlich.

Halbseitengelähmte neigen dazu, die gelähmte Seite vollkommen aus ihrem Bewusstsein zu streichen (erlernter Nichtgebrauch), was den Funktionsausfall aber eher noch vergrößert. In der Kinderheilkunde geht es nun nicht nur darum, verlernte Bewegungen wieder zu erlernen, sondern auch darum, noch nicht gelernte Bewegungen anzubahnen, um Folgeschäden zu vermeiden. Die Spiegelneuronen unterstützen das Erlernen einer neuen Bewegung erfolgreich, wenn eine objektbezogene komplexe Handlung beobachtet wird. Hierbei hilft auch die durch den Spiegel vermittelte Illusion.

Unser Gehirn ist ungeheuer plastisch; wir kennen längst nicht alle seine Möglichkeiten. Feldenkrais hat möglicherweise ähnliche Erfahrungen und Beobachtungen gemacht, wie ich sie hier beschrieben habe. Vielleicht kann man auch die Feldenkrais-Methode entmystifizieren, sie besser verstehen und das Wesentliche in den klinischen Alltag integrieren. Wie unser Gehirn unterbewusst und bewusst Bewegungsabläufe steuert, bleibt spannend.

Geht es beim Schröpfen nur ums Geld?

Schröpfen war im Mittelalter eine hoch beliebte und häufig angewandte medizinische Spezialität. Sie dürfte nicht gerade billig gewesen sein, sodass der Begriff doppeldeutig wurde. Es handelt sich aber zunächst einmal um eine sehr alte empirisch-magische Technik, für deren Anwendung es möglicherweise plausible Erklärungen gibt.

Bereits an kleinen Kindern kann man beobachten, wie sie an einer schmerzenden Stelle saugen, wenn sie sich verletzt oder gestoßen haben. Saugen lindert den Schmerz. Man vermutet, dass diese Erfahrung bereits früh zur Entwicklung quasi-medizinischer Verfahren geführt hat.

Ursprünglich, so heißt es, sei dieses Saugen mit Aufkratzen

(mit Fingernägeln oder bestimmten Hölzern) kombiniert worden. Man habe wohl auch mit Steinmessern Furunkel oder Entzündungen an der Körperoberfläche eingeritzt und die so vorbereiteten Stellen mit dem Mund und dann später mit Kuhhörnern ausgesaugt. Naturvölker benutzen noch heute erwärmte Kuhhörner, von denen man ein Ende abschneidet, um dann durch Saugen einen Unterdruck auf der Haut erzeugen zu können. Schröpfen mit Schröpfköpfen wurde schon 3300 v. Chr. in Mesopotamien, also dem heutigen Irak, und in der klassischen Antike durch griechische und ägyptische Ärzte betrieben, war in ähnlicher Form aber auch bei den alten Chinesen bekannt. Die Erklärung, die sich die alten Ärzte für die Wirksamkeit dieser Therapie gaben, war, dass man durch diese Prozeduren krank machende Säfte oder Stoffe aus dem Körper entfernen könne. In der europäischen Antike war die Humoralpathologie, also die Säftelehre, die Erkrankungen auf eine Entmischung der Säfte (humores) im Körperinneren zurückführte, die theoretische Grundlage. Das Ungleichgewicht der Säfte sollte im Sinne einer Verminderung der Blutmenge, ähnlich wie beim Aderlass, mit Schröpfköpfen wieder ausgeglichen werden. Entsprechende Verfahren wurden im Mittelalter und in der frühen Neuzeit weitergeführt.

Beim Schröpfen wird in sogenannten Schröpfgläsern oder Schröpfköpfen ein Unterdruck erzeugt. Diese Schröpfgläser werden direkt auf die Haut gesetzt. Der Unterdruck wird üblicherweise dadurch erreicht, dass die Luft im Schröpfkopf erhitzt und dieser sofort auf die Haut des Patienten gesetzt wird. Das Erhitzen erfolgt durch einen in Alkohol getauchten Wattebausch oder ein Stück Baumwollstoff, die jeweils angezündet werden. Alternativ kann der Unterdruck durch eine Absaugvorrichtung im Schröpfglas erzeugt werden.

Die Lage der Schröpfstellen orientiert sich am Tastbefund. Um Muskelverhärtungen zu lösen, die oft erhebliche Schmerzen verursachen können, wird im Bereich von muskulären Verhärtungen geschröpft. Es wird aber auch behauptet, dass je nach Lage der Schröpfstellen über Reflexe innere Organe beeinflusst werden können und dass dies mit der Zuordnung innerer Organe zu bestimmten Hautstellen, den Head-Zonen, zu tun habe.

Durch das Saugen entsteht beim Schröpfen ein Extravasat, das heißt, Serum tritt aus, bei stärkerem Saugen verlassen auch feste Blutbestandteile, d. h. rote und weiße Blutkörperchen, die Blutbahn, es entsteht ein Hämatom. Blutiges Schröpfen führt lokal zu einem Blutverlust und soll dadurch eine Entschlackung vor Ort bewirken.

Diese mystische Vorstellung vom Entschlacken des Körpers durch vielerlei Maßnahmen wie Aderlass, Abführen, Schröpfen kennt man in vielen Kulturkreisen der Alten und der Neuen Welt. Auch die Medizinmänner Nordamerikas kannten das Schröpfen. Cabeza da Vaca, ein spanischer Schiffsbrüchiger, der nach 1528 jahrelang in Nordamerika unter Indianern wider Willen den Medizinmann spielen musste, berichtete: »An den schmerzenden Stellen setzen sie Schröpfköpfe an und saugen den Schmerz heraus, in manchen Fällen verwenden sie auch Brenneisen, danach blasen sie auf die schmerzende Stelle, um die Krankheit zu vertreiben.«

Möglicherweise gibt es für die Wirksamkeit des Schröpfens aber noch eine bessere Erklärung. Durch den Sog auf der Haut kommt es zum Austritt von Plasma aus der Blutbahn. Dies führt in dem betroffenen Hautareal zur Bildung lange wirksamer entzündungshemmender Eiweißstoffe. Diese Entdeckung gelang unserem Team durch eine Beobachtung in der Allergologie: Hauttestungen mit Allergenen an der Haut von Allergikern können länger anhaltendende Entzündungsreaktionen auslösen, die der Hautreaktion auf Bienenstiche ähneln, sogenannte verzögerte Reaktionen. Wiederholt man den Test im gleichen Testareal, so sind die zweite und dritte Reaktion sehr viel schwächer als die erste. Der Schutz vor weiterer Entzündung dauert etwa vier Wochen an und ist, wie unschwer zu erkennen, biologisch sinnvoll.

Wir konnten mit Transfer-Experimenten an freiwilligen Probanden Folgendes zeigen:

- In einem Hautareal, in dem eine Entzündung stattfindet, werden entzündungshemmende Stoffe gebildet.
- Sobald diese Stoffe in unbehandelte Hautstellen injiziert werden, sind diese Hautstellen vor Entzündungen geschützt, ähnlich wie Hautareale, die bereits eine Entzündung durchgemacht haben.
- Die Wirkung hält wochenlang an.
- Die entzündungshemmenden Stoffe sind Eiweißkörper von bisher nur ungefähr bekannter Größe.
- Jede Prozedur, die an der Haut ein Extravasat verursacht, also den Durchtritt von Plasma in das umgebende Gewebe, erzeugt die mehr oder weniger ausgeprägte Bildung antientzündlich wirksamer Eiweiße.

Diesen Stoff oder diese Stoffgruppe genauer zu kennen und gezielt einsetzen zu können, wäre wahrscheinlich von großem Nutzen.

Das Anlegen der Schröpfköpfe und das künstliche Erzeugen eines Transsudats durch das Schröpfen ähneln unserem experimentellen Ansatz. Ich vermute, dass hierdurch die Bildung von Stoffen in der Haut angeregt wird, die Entzündungen dämpfen.

Die Ergebnisse wurden publiziert, doch auch mithilfe renommierter Wissenschaftler und mit der Unterstützung der Deutschen Forschungsgemeinschaft gelang es nicht, den oder die Eiweißkörper zu identifizieren. Einige Charakteristika der von uns vorläufig als Anti-Inflammatorische Aktivität (AIA) bezeichneten

Reaktion sind bekannt, aber die Identifikation dieser AIA, die der Suche nach einer Nadel im Heuhaufen gleicht, war bisher erfolglos. Vielleicht gelingt es irgendwann, diese Eiweiße zu finden, sie synthetisch herzustellen und bei den verschiedensten Formen entzündlicher Erkrankungen anzuwenden.

Fürsorge oder Placebo?

Homöopathie im Kreißsaal: Kontrolle statt Empathie

Als Kinderarzt habe ich an der berühmten Münchner Universitäts-Frauenklinik zahlreiche Geburten begleitet und viele Neugeborene versorgt. Auch die Geburten meiner eigenen Kinder habe ich in dieser Klinik miterlebt. Als unser jüngster Sohn 1998 zur Welt kam, war ich etwas überrascht: Die leitende Hebamme begrüßte meine Frau und mich, griff in ihre Kitteltasche und schob meiner Frau quasi als Begrüßung ein Homöopathikum (bis heute weiß ich nicht, welches) zur Beruhigung in den Mund. Ich war etwas erstaunt, war ich doch gewohnt, dass man als Arzt und auch als Hebamme seine Patienten vor der Verabreichung von Medikamenten aufzuklären und ihr Einverständnis einzuholen hat. Auf meine Frage, weshalb sie diese Art von Behandlung für notwendig halte, antwortete unsere Hebamme: »Das machen wir immer so.« Meine kluge Frau hat den Globulus brav geschluckt und kurze Zeit später in einer wahrhaft schönen Geburt einen kräftigen, gesunden Säugling entbunden. Nur ich war etwas nervös, vor allem als die Hebamme fast eine Mekonium-Aspiration (also ein Einatmen von Kindspech, dem ersten Stuhl des Kindes) riskierte.

Erst deutlich später habe ich mir Gedanken darüber gemacht, mit welcher Selbstverständlichkeit die Hebamme ihr übergriffiges Handeln vollzogen hat, das allem widersprach, was ich als junger Student und Kinderarzt gelernt und praktiziert hatte: behutsamer, achtender Umgang mit dem aufgeklärten Patienten und ein ausführliches Gespräch, bevor man als Arzt eine Behandlung vornimmt.

Ich habe mir die Frage gestellt, weshalb unsere Hebamme so sehr von sich bzw. der Wirksamkeit ihrer Behandlung überzeugt war und sicher noch ist. Die Erklärung ist recht einfach: Frauen, die sich bereitwillig der Betreuung durch ihre Hebamme überlassen, sind leichter zu führen. Sie sind, da sie die Verantwortung für sich selbst teilweise an ihre Hebamme abgeben, ruhiger, sie haben weniger Angst, da sie ihr vertrauen. Dadurch verläuft die Entbindung bei solchen Frauen wahrscheinlich unkomplizierter als bei Frauen, die immer alles genau wissen wollen. Die Hebamme fühlt sich im Recht, denn sie hat vermeintlich ihr Ziel erreicht. Unsere Hebamme war der Meinung, dass Homöopathie wirkt. Dass sie nur einer Kontrollillusion verfallen war, hätte ich ihr gern erklärt, und auch, dass jede andere beliebige Methode ähnlich wirksam wäre, sofern sie nur die Illusion der Kontrolle über die Patientin vermittelt.

Es ist eine klassische Placebo-Wirkung, die dieses Vertrauen hervorruft (falls die Patientin bzw. der Patient sich der Hebamme bzw. dem Arzt willig unterordnet). Als überzeugter Verfechter eines aufgeklärten Umgangs mit meinen Patienten wünsche ich mir aber, dass ich ihr Vertrauen ohne derartige Hilfsmittel gewinne. Umgekehrt erwarte ich als Patient diese Haltung im Übrigen auch von meinem Arzt. Daher hätte ich mir gewünscht, unsere Hebamme hätte uns freundlich begrüßt, meiner Frau den Ablauf der nächsten Stunden erklärt, sie vielleicht in den Arm genommen und ihr vermittelt, dass sie sich intensiv und sorgfältig um sie kümmern und ihre Pflicht tun würde. Ich hätte mir gewünscht, meine Frau wäre ernst genommen und nicht einem Unterwerfungsritual unterzogen worden. Ein »Schulmediziner«, der meiner Frau ohne viele Worte einfach ein Valium oder Librium in den Mund geschoben hätte, hätte mich wahrscheinlich noch viel mehr geärgert. Derlei Allmachtfantasien verführen dazu, den Mitmenschen als Objekt der eigenen Manipulation wahrzunehmen. Und einem solchen respektlosen Umgang mit unseren Patienten sollten wir uns als Ärzte nach Kräften widersetzen.

Handauflegen

Vor mehr als zwanzig Jahren hat der Deutsche Allergie und Asthma Bund (DAAB) 360 erwachsene Mitglieder danach befragt, welche Alternativmethoden ihnen eine Linderung oder Heilung ihres Leidens verschafft hätten. Man muss dazu wissen, dass sich im DAAB, einer wichtigen und sehr hilfreichen Laien-Organisation, vor allem Patienten zusammengefunden haben, denen durch einfache klassische Methoden nicht ausreichend geholfen werden konnte. Viele waren oder sind von der »Schulmedizin« enttäuscht. Ich zitiere diese relativ alte Erhebung deshalb, weil hier ein Verfahren genannt wird, das besonderes Interesse verdient. Die Patienten litten an verschiedenen chronischen Krankheiten, manchmal an mehreren in Kombination: Asthma bronchiale, schwere Neurodermitis, Kontaktekzem, chronische Quaddelsucht. Und sie reagierten auf verschiedenste Dinge allergisch. Von den 360 Befragten hatten 91 Prozent Erfahrungen mit alternativen Behandlungsmethoden. Jeder dritte Patient hatte drei bis vier Methoden ausprobiert, bei mehr als 20 Prozent von ihnen waren es mehr als fünf Methoden. Mit einer einzigen Methode zufrieden waren nur 16 Prozent.

Ergebnisse einer Befragung des Deutschen Allergie und Asthma Bundes zum Thema »Alternative Heilmethoden«

Teilnehmer: 360 Befragte; männlich 19 %; weiblich 81 %;
Alter: <20 J.:8,2 %; 21–40 J.: 20,5 %; 41–60 J.: 45,5 %; > 60 J.: 24,4 %
Art der Erkrankung (Mehrfachnennungen möglich):
Asthma: 52,7 %; Neurodermitis: 16,1 %; Kontaktekzem: 6,6 %; Urtikaria: 13,8 %
Allergien auf: Hausstaubmilben: 51,1 %; Nahrungsmittel: 51,1 %; Pollen: 52,2 %; Tierhaare: 36,6 %; Schimmelpilze: 33,3 %; Latex: 7,2 %; Sonstige: 22 %
Erfahrungen mit alternativen Behandlungsmethoden

ja	91 %	nein	9 %

Wie viele Methoden wurden ausprobiert?

Nur 1 Methode:	16 %
Zwei Methoden	30 %
Drei bis vier Methoden	31 %
Mehr als 5 Methoden	20 %
Mehr als 10 Methoden	0,3 %

Methoden, die lediglich bis 5 Prozent der Befragten getestet hatten, wurden in der nachfolgenden Auswertung nicht mehr berücksichtigt.

Wirksamkeit der Alternativmethoden

	lang	kurz	wenig/nicht
Akupunktur	33,5 %	26,4 %	40,0 %
Bioresonanz	11,3 %	22,9 %	65,7 %
Bachblütentherapie	13,0 %	25,0 %	62,0 %
Diäten/Heilfasten	49,0 %	28,5 %	21,9 %
Eigenblutbehandlung	21,0 %	20,0 %	59,0 %

Elektroakupunktur	11,1 %	17,2 %	71,6 %
Haarmineralstoffanal.	0,3 %	8,0 %	91,6 %
Handauflegen		24,7 %	75,2 %
Homöopathie	37,1 %	35,7 %	27,1 %
Kinesiologie	21,2 %	23,8 %	55,0 %
Neuraltherapie	08,3 %	23,0 %	68,6 %
Pendeln	11,2 %	16,8 %	71,9 %

Die Ergebnisse sind aufschlussreich: Die Hälfte aller Patienten erlebte Diäten und Heilfasten als hilfreich. Dazu ist zu bemerken, dass diese guten Ergebnisse teilweise darauf zurückzuführen sind, dass Nahrungsmittelallergiker unter einer allergenfreien Diät beschwerdefrei geworden waren. Akupunktur und Homöopathie schneiden bei jeder/jedem Dritten gut ab.

Besonders interessant sind meiner Meinung nach die Angaben über das Handauflegen: 24,7 Prozent der schwerkranken Patienten (nur solche Patienten haben sich im DAAB engagiert) bewerten diese Behandlungsform positiv. Mit anderen Worten: Jedem vierten chronisch kranken Patienten hilft Handauflegen, wenn auch nur kurzfristig.

Diese 25 Prozent sind als Kontrollgruppe anzusehen für alle Methoden, bei denen die Beziehung zwischen Arzt, Heilpraktiker oder Heiler eine Rolle spielt.

Sehr viel aktueller ist eine Studie israelischer Wissenschaftler.* Der Initiator der Studie, Pavel Goldstein, hatte 2013 (wie viele andere werdende Väter auch) bei der Geburt seiner Tochter die

---

* Pavel Goldstein et al.: »The role of touch in regulating inter-partner physiological coupling during empathy for pain«, in: *Scientific Reports* 7:3252.

Idee, seiner Frau, die starke Schmerzen hatte, die Hand zu halten, um so ihre Schmerzen zu lindern. Wie zu erwarten, hat diese einfache Methode geholfen. Aber Goldstein, ganz Wissenschaftler, wollte später genau wissen, *was* da eigentlich geholfen hatte.

Goldstein und sein Team haben beobachtet, dass Paare, die sich mögen, Herzschlag und Atmung aneinander anpassen. Diese Synchronisierung findet bereits statt, wenn sich beide Partner im gleichen Zimmer aufhalten. Wenn beiden Schmerzen zugefügt werden, wird diese Synchronisierung zumindest teilweise aufgehoben. Wenn sich beide Partner aber berühren, dann ist die Störung schwächer, und die Synchronisation von Puls und Atmung wird rascher wiederhergestellt. Die schmerzlindernde Wirkung der Berührung ist umso stärker, je mehr die Partner einander zugeneigt sind. Goldstein resümiert: Berührung könnte das Mittel sein, mit dem wir Mitgefühl vermitteln. Der schmerzlindernde Effekt sei der Wirkung von Schmerzmitteln vergleichbar.

Verschiedene Formen von Synchronisation kann man auch im täglichen Leben oft beobachten: am Gleichschritt von Liebespaaren, an einer sich immer stärker ähnelnden Mimik und Gestik älterer Ehepaare usw.

Wie unterschiedlich Schmerzen wahrgenommen werden und wie sehr die Wahrnehmung von Schmerzen von zwischenmenschlichen Beziehungen oder der Interaktion zwischen Menschen abhängt, kann jeder impfende Kinderarzt täglich erleben: Wenn Kinder von ihren ängstlichen Eltern immer wieder erklärt bekommen haben, dass die Impfung überhaupt nicht wehtut, dann sind die Schmerzäußerungen meist intensiver als ohne eine derartige Vorbereitung. Wenn aber in der Praxis von den Eltern und dem Impfarzt kurz und gut erklärt wird, dass es gleich ein bisschen wehtun wird, geht es leichter. Vor allem wenn die Kinder damit einverstanden sind, dass der Arzt beim Impfen einen schmerzlindernden Trick anwendet. (Worin mein Trick besteht, wird natürlich nicht vorher verraten, auch nicht in diesem Buch.)

Fassen wir zusammen: Handauflegen und Berühren helfen, Mitgefühl und Zuwendung auch.

Wundert uns das eigentlich? Berührt werden, gestreichelt werden sind unsere frühesten positiven Erfahrungen. Sie vermitteln uns das lebenswichtige Gefühl der Geborgenheit, holen uns aus der Empfindung des Alleinseins, des Ausgeliefertseins, sie vertreiben die Angst, die den Schmerz verstärkt. Menschen, die sich in ihrer Partnerschaft und im Freundeskreis aufgehoben und akzeptiert fühlen, haben eine höhere Lebenserwartung und sind seltener krank. Frühgeborene beruhigen sich, ihre Atmung vertieft sich, wenn sie auf dem Bauch der Mutter liegen dürfen oder im Inkubator gestreichelt werden.

Die Zuwendung, das Mitgefühl liebender und aufmerksamer Mitmenschen, ist also entscheidend. Deshalb stellt sich mir umso dringlicher die Frage: Warum benutzen wir so häufig Surrogate für menschliche Zuwendung, statt uns des Originals zu bedienen? Brauchen wir wirklich so viele zusätzliche Placebos?

Mir drängt sich ein Bild auf, und zwar das von dem Unternehmer, der seinem Berater für 100 Euro seine Uhr verkauft hat und ihm anschließend jedes Mal einen Euro Miete zahlen muss, wenn er die Zeit wissen will … Eltern wissen doch, wie sehr sie ihren Kindern durch Zeit und Zuwendung helfen können. Sie müssen nicht zum »Wunderheiler« gehen, damit der ihnen das verkauft, was sie eigentlich selbst besitzen.

V.

Hilfe zur Selbsthilfe: Anleitungen und Rezepturen

Zu Hause: Was ein krankes Kind von seinen Eltern braucht

Ein krankes Kind braucht vor allem zwei Dinge: Ruhe und liebevolle Zuwendung. Die folgenden Hinweise gelten unabhängig von der Art der Erkrankung als allgemeine Empfehlungen.

Trinken ist wichtiger als Essen

Kranke Kinder sollten nicht zum Essen gezwungen werden, müssen aber viel trinken. Dazu bieten sich verschiedene Früchte- und Kräutertees, Mineralwasser mit wenig oder ohne Kohlensäure und stark verdünnte Säfte an. Gerade bei starkem Schwitzen, Erbrechen und Durchfällen muss der Flüssigkeits- und Salzverlust ausgeglichen werden. Kohlenhydratreiche, fettarme Kost soll wiederholt angeboten werden, ohne Zwang auszuüben.

Azetonämisches Erbrechen vermeiden

Solange das Kind nichts isst, sollten Sie darauf achten, ob sich ein Apfel- oder Essiggeruch des Atems einstellt. Er kann nämlich das sogenannte azetonämische Erbrechen ankündigen, das durch den Mangel an Kohlenhydraten entsteht. Sobald dies der Fall ist – am besten, bevor das Erbrechen auftritt –, muss reichlich Traubenzucker zugeführt werden, um den Mangel an Glukose auszugleichen.

Fiebersenkende Maßnahmen

Fieber ist eine natürliche Körperreaktion und unterstützt den Abwehrprozess, insbesondere bei viralen Erkrankungen, da Viren durch die erhöhte Körpertemperatur besonders wirksam abgetötet werden. Fiebersenkende Maßnahmen sind deshalb erst ab einer Körpertemperatur von 39 °C zu empfehlen. Zunächst sollten diese mithilfe von hydrotherapeutischen Maßnahmen wie Waschungen und Wickel erfolgen. Erst wenn diese nicht helfen, sollten fiebersenkende Medikamente gegeben werden. Richtig angewandt, kann mit lauwarmen Waschungen Fieber durchaus von 40 °C auf 39 °C gesenkt werden. Das Kind wird dazu mit feuchtwarmen Frottee-Handtüchern abgewaschen, dann wartet man zehn bis fünfzehn Minuten, bis die Feuchtigkeit verdunstet ist. Diese Prozedur kann mehrmals wiederholt werden. Das Wasser muss angenehm warm sein, es kühlt durch das Verdunsten. Kaltes Wasser würde dazu führen, dass sich die Hautgefäße verengen und so die Hitze des Körpers konservieren. Das Kind soll also nicht frösteln!

Wadenwickel helfen bei kleinen Kindern oft nicht, weil die (noch relativ kurzen) Beine oft kalt sind. Bei älteren Kindern wirken sie gut. Auch hier sollte warmes Wasser verwendet werden.

Im Zweifelsfall zum Arzt

Versäumen Sie nicht, rechtzeitig mit Ihrem Kinderarzt zu sprechen, in seine Praxis zu gehen oder eine Bereitschaftspraxis aufzusuchen. Ein fiebernder Säugling muss innerhalb von vierundzwanzig Stunden gründlich untersucht werden.

Für die Hausapotheke: Tees, Wickel und Salben zum Selbermachen*

In vielen Fällen können Eltern mit natürlichen Mitteln selbst helfen, wenn ihr Kind krank wird oder einen Unfall hat. Wenn Sie sich Sorgen machen, wenn Ihre Behandlung nicht rasch hilft, vor allem aber, wenn Ihr Kind einen ernsthaft kranken Eindruck macht, sollten Sie zum Arzt gehen.

Hilfe gegen Blähungen beim Säugling

- Kümmelöl: pur oder besser 1/10 in Olivenöl verdünnt im Uhrzeigersinn einmassieren
- Windsalbe: Anis-, Fenchel-, Kümmel- auch Basilikumöl, Kirschlorbeeröl oder Majoranöl dem Dickdarmverlauf folgend (im Uhrzeigersinn) einmassieren, richtig aufstoßen lassen

Tee gegen Blähungen beim Säugling

30 g Kamillenblüten (geschn.)
15 g Pfefferminzblätter (geschn.)
20 g Kümmelfrüchte (angestoßen)
30 g Fenchelfrüchte (angestoßen)
5 g Pomeranzenschale (geschn.)

---

* Achtung: Bei einigen Tees wird Honig zum Süßen empfohlen. Kinder unter einem Jahr dürfen aber keinen Honig bekommen. Er kann bei ihnen – wenn auch sehr selten – zu einer gefährlichen Vergiftungserscheinung führen. Greifen Sie hier also bitte, wenn Sie süßen müssen oder wollen, zu normalem Zucker oder Kandiszucker.

Säuglinge trinken 50–100 ml des ungesüßten Tees, hergestellt aus einem Teelöffel auf 100 ml.

Tee bei Infekten der oberen Atemwege

30 g Holunderblüten
10 g Schlüsselblumenblüten
10 g Enzianwurzel
10 g Wollblumenblüten

Einen Teelöffel der Mischung mit heißem Wasser übergießen, 15 Minuten ziehen lassen, abseihen und möglichst heiß trinken.

Schweißtreibender Tee bei Infekten der oberen Atemwege

30 g Holunderblüten
10 g Lindenblüten
10 g Pfefferminzblätter
10 g Melissenblätter

Einen Teelöffel der Mischung mit heißem Wasser übergießen, 15 Minuten ziehen lassen, abseihen und möglichst heiß trinken.

Tee bei Bronchialerkrankungen (lockerer Husten)

60 g Süßholzwurzel
45 g Schlüsselblumenwurzel
35 g Anisfrüchte (angestoßen)
5 g Wollblumenblüten
5 g Malvenblüten

Zwei Teelöffel mit siedendem Wasser (ca. 150 ml) übergießen, bedeckt etwa 10 Minuten ziehen lassen und dann durch ein Teesieb geben. Mehrmals täglich eine Tasse trinken (evtl. mit Honig gesüßt).

Tee bei Bronchialerkrankungen (trockener Reizhusten)

40 g Eibischwurzel
20 g Isländisch Moos
20 g Malvenblüten
20 g Fenchelfrüchte (angestoßen)

Zwei Teelöffel der Mischung mit kaltem Wasser (ca. 150 ml) übergießen. Man lässt den Ansatz unter gelegentlichem Umrühren ca. eine Stunde abgedeckt stehen, seiht ab und erwärmt den Tee auf Trinktemperatur. Mehrmals täglich eine Tasse trinken (evtl. mit Honig gesüßt, nicht für Säuglinge).

Tee bei Bronchialerkrankungen (trockener Husten)

10 g Fenchelfrüchte (angestoßen)
10 g Anisfrüchte (angestoßen)
10 g Wollblumenkraut
15 g Spitzwegerichkraut
15 g Malvenblüten

Zwei Teelöffel der Mischung mit siedendem Wasser (ca. 150 ml) übergießen, bedeckt etwa 10 Minuten ziehen lassen und dann durch ein Teesieb geben. Mehrmals täglich eine Tasse trinken (evtl. mit Honig gesüßt, nicht für Säuglinge).

Tee bei Halsentzündung, Mund- und Rachenerkrankungen

20 g Kamillenblüten
20 g Salbeiblätter
20 g Thymiankraut

Zwei Teelöffel mit siedendem Wasser (150 ml) übergießen, bedeckt etwa 10 Minuten ziehen lassen und dann durch ein Teesieb geben. Mehrmals täglich eine Tasse trinken und mit dem warmen Tee gurgeln.

Tee bei Mund- und Rachenerkrankungen

20 g Kamillenblüten
20 g Salbeiblätter
20 g Tormentillwurzel

Zwei Teelöffel mit siedendem Wasser (150 ml) übergießen, bedeckt etwa 10 Minuten ziehen lassen und dann durch ein Teesieb geben. Mehrmals täglich eine Tasse trinken und mit dem warmen Tee gurgeln.

Tee bei Magen-Darm-Erkrankungen – Durchfall

30 g Heidelbeeren
20 g Kamillenblüten
10 g Tormentillwurzel

Einen Esslöffel der Mischung mit Wasser (250 ml) übergießen, bedeckt etwa 10 Minuten ziehen lassen und dann durch ein Teesieb geben. Mehrmals täglich eine Tasse trinken lassen. Bitte auf ausreichende Flüssigkeitszufuhr achten und regelmäßig Urinmenge und Gewicht kontrollieren! An erster Stelle steht der Ersatz von Flüssigkeit, Salzen und Glucose!

Tee bei unspezifischen Oberbauchbeschwerden

50 g Kamillenblüten
30 g Pfefferminzblätter (angestoßen)
15 g Melissenblätter

Je nach Bedarf drei bis fünf Tassen täglich, hergestellt aus ein bis zwei gehäuften Teelöffeln pro Tasse

Tee bei unspezifischen Oberbauchbeschwerden (etwas bitter, aber wirksam)

40 g Enzianwurzel (angestoßen)
40 g Kümmelfrüchte
20 g Melissenblätter
20 g Angelikawurzel (angestoßen)

Drei Tassen täglich vor dem Essen, hergestellt aus einem Teelöffel (Kinder unter 4 Jahren: 1/2 TL) der Mischung pro Tasse

Aufguss gegen Nasenbluten und andere oberflächlich blutende Wunden

50 g Hirtentäschelkraut

Ein bis zwei Esslöffel Hirtentäschelkraut mit siedendem Wasser übergießen (ca. 150 ml), bedeckt etwa 10 Minuten ziehen lassen und dann durch ein Teesieb geben. Mehrmals zu einem feuchten Umschlag verwenden; bei Nasenbluten hochschnupfen.

Teemischungen gegen Unruhezustände

20 g Baldrianwurzel
10 g Hopfenzapfen
10 g Fenchelsamen (angestoßen)
10 g Lavendelblüten

oder:

40 g Baldrianwurzel
30 g Passionsblumenkraut
30 g Melissenblätter

oder:

40 g Hopfenzapfen
20 g Lavendelblüten
30 g Melissenblätter
5 g Anisfrüchte (angestoßen)
5 g Fenchelfrüchte (angestoßen)

oder:

40 g Johanniskraut
20 g Melissenblätter
20 g Pomeranzenblüten
20 g Hibiskusblüten

oder:

10 g Johanniskraut
30 g Melissenblätter
30 g Passionsblumenkraut
30 g Lavendelblüten

oder:

20 g Melissenblätter
20 g Lavendelblüten
20 g Hagebutten
10 g Pomeranzenblüten
20 g Fenchelfrüchte (angestoßen)

Von einer dieser Teemischungen (nicht zu häufig wechseln!) je nach Alter ein bis zwei gehäufte Teelöffel pro Tasse mit siedendem Wasser übergießen (ca. 150 ml). Abseihen und je nach Bedarf drei bis fünf Tassen pro Tag trinken.

Empfehlungen zur Behandlung von Neurodermitis (Atopisches Ekzem)

Behandlung nässender Areale im Gesicht

Mehrmals täglich Anwendung von Schwarzteeumschlägen (nachcremen, z. B. mit Unguentum emulsificans aquosum, nicht vergessen, da sonst zu sehr austrocknend!).

Feuchter Umschlag mit abgekochtem Wasser zur Behandlung nässender Stellen

Bitte nehmen Sie ein sauberes Leintuch, das Sie eventuell passend zuschneiden (beispielsweise für das Gesicht), und benetzen es mit abgekochtem, lauwarmem Wasser. Die nässenden Stellen des Ekzems werden damit bedeckt. Den Verband möglichst offen liegen lassen, bis die Feuchtigkeit verdunstet ist. Spätestens nach drei bis vier Stunden soll der Verband entfernt werden, um ein Verkleben von Gewebsflüssigkeit mit dem Umschlag zu verhindern. Durch Auftragen einer wasserdurchlässigen Creme auf die der Haut zugewandten Seite des Umschlags kann das Verkleben ebenfalls verhindert werden (s. u., fett-feuchte Behandlung).

Feuchter Umschlag mit physiologischer Kochsalzlösung zur Behandlung nässender Stellen

Bitte nehmen Sie ein sauberes Leintuch, das Sie eventuell passend zuschneiden (beispielsweise für das Gesicht), und benetzen es mit physiologischer Kochsalzlösung, die Sie folgendermaßen herstellen: Sie lösen einen gestrichenen Teelöffel Speisesalz in einem halben Liter kochendem Wasser auf und lassen es dann auf Raumtemperatur abkühlen. Damit bedecken Sie die nässenden Stellen des Ekzems und lassen den Verband möglichst offen liegen, bis die Feuchtigkeit verdunstet ist. Spätestens nach drei bis vier Stunden soll der Verband entfernt werden, um ein Verkleben von Gewebsflüssigkeit mit dem Umschlag zu verhindern. Durch Auftragen einer wasserdurchlässigen Creme auf die der Haut zugewandten Seite des Umschlags, kann das Verkleben ebenfalls verhindert werden (s. u., fett-feuchte Behandlung).

Feuchter Umschlag mit Gerbstofflösung zur Behandlung nässender Stellen

Bitte nehmen Sie ein sauberes Leintuch, das Sie eventuell passend zuschneiden (beispielsweise für das Gesicht), und benetzen es mit Gerbstofflösung (Tannosynt®- oder Tannolact®-Lösung), die Sie nach den Empfehlungen des Herstellers zubereiten. Mit dem feuchten Umschlag bedecken Sie die nässenden Stellen des Ekzems und lassen den Verband möglichst offen liegen, bis die Feuchtigkeit verdunstet ist. Spätestens nach drei bis vier Stunden soll der Verband entfernt werden, um ein Verkleben von Gewebsflüssigkeit mit dem Umschlag zu verhindern. Durch Auftragen einer wasserdurchlässigen Creme auf die der Haut zugewandten Seite des Umschlags kann das Verkleben ebenfalls verhindert werden (s. u., fett-feuchte Behandlung).

Fett-feuchte Lokalbehandlung mit Cortisoncreme und physiologischer Kochsalzlösung

Nehmen Sie bitte ein sauberes Leintuch, das Sie passend zuschneiden, bestreichen Sie es mit der rezeptierten Cortisoncreme, legen Sie den trockenen Umschlag auf die betroffenen Stellen und benetzen Sie den Umschlag mit physiologischer Kochsalzlösung, die Sie wie folgt hergestellt haben: Sie lösen einen gestrichenen Teelöffel Speisesalz in einem halben Liter kochendem Wasser auf und lassen es auf Raumtemperatur abkühlen. Ein derartiger Umschlag kann bis zu zwölf Stunden liegen bleiben; der trockene Umschlag kann wieder befeuchtet werden. Bitte lassen Sie den Umschlag offen liegen, damit die Flüssigkeit verdunsten kann.

Fett-feuchte Lokalbehandlung mit Cortisoncreme und Gerbstofflösung

Nehmen Sie bitte ein sauberes Leintuch, das Sie eventuell passend zuschneiden, bestreichen Sie es mit der rezeptierten Cortisoncreme, legen Sie den noch trockenen Umschlag auf die betroffenen Stellen und benetzen Sie den Umschlag mit einer Gerbstofflösung (Tannosynt®, Tannolact®), die Sie nach Angaben des Herstellers hergestellt haben. Ein derartiger Umschlag kann bis zu zwölf Stunden liegen bleiben; der trockene Umschlag kann wieder befeuchtet werden. Bitte lassen Sie den Umschlag offen liegen, damit die Flüssigkeit verdunsten kann.

Fett-feuchte Lokalbehandlung mit gerbstoffhaltiger Creme und gerbstoffhaltiger Lösung

Nehmen Sie bitte ein sauberes Leintuch, das Sie eventuell passend zuschneiden, bestreichen Sie die der Haut zugewandte Seite des Umschlags mit der rezeptierten gerbstoffhaltigen Creme bzw. Salbe (beispielsweise Hametum® Salbe) und benetzen Sie den Umschlag mit einer Gerbstofflösung (Tannosynt®, Tannolact®), die nach Herstellerangaben hergestellt wurde. Ein derartiger Umschlag kann bis zu zwölf Stunden liegen bleiben. Der trockene Umschlag kann wieder befeuchtet werden. Bitte lassen Sie den Umschlag offen liegen, damit die Flüssigkeit verdunsten kann.

Okklusionsverband

Bitte tragen Sie dort, wo eine besonders intensive Wirkung der rezeptierten Creme bzw. Salbe erwünscht ist, diese möglichst dick auf, bedecken Sie die so behandelten Bezirke mit einer Frischhaltefolie und darüber mit einem normalen Verband. Ein derartiger Okklusionsverband (luftabschließender Verband) kann bis zu zwanzig Stunden liegen bleiben

Fett-feuchte Lokalbehandlung mit Schlauchverbänden (z. B. Tubifast®)

Praktische Durchführung der fett-feuchten Behandlung (»wet-wrap-dressing-technique«) bei nässenden, infiltrierten Ekzemen. Das zu behandelnde Areal (die Extremität, der Stamm, das Gesicht oder auch der ganze Körper) wird zunächst entweder mit einer steroidfreien (z. B. Alfason® Basis CreSa) oder einer steroidhaltigen Zubereitung (z. B. 1 % Hydrocortison in Alfason® Basis CreSa) behandelt; anschließend wird der Tubifast®-Verband der entsprechenden Größe in lauwarmes Wasser (Leitungswasser ausreichend!) gehalten und nach dem Auswringen aufgebracht. Anschließend noch Aufbringen eines zweiten, trockenen Verbandes, wodurch ein Durchnässen verhindert wird. Über dem Verband kann dann der Schlafanzug (falls Anwendung über Nacht) oder auch T-Shirt und Jeans (falls Anwendung über Tag) angezogen werden.

Tubifast®-Programm zur Durchführung der fett-feuchten Behandlung

Farbe	Areal
Rot	Extremitäten klein
Grün	Extremitäten mittel
Blau	Extremitäten groß
Gelb	Extremitäten sehr groß
	Kopf/Thorax klein
Beige	Thorax normal groß

Ein Versuch zur Ordnungstherapie (Tagesplan – Strukturplan)

Bei einer ganzen Reihe von Störungen, wie großer Unruhe, Konzentrationsschwäche, Aufmerksamkeitsdefizit, allgemeine Lustlosigkeit oder auch bei starkem Übergewicht/Adipositas hat sich ein strukturierter Tagesplan bewährt. Es handelt sich um ein einfaches Mittel aus der Ordnungstherapie.

Wir raten dazu, einen »Strukturplan« anzulegen und zu führen. Diesen soll Ihr Kind ganz eigenständig führen, und zwar jeden Tag.

Die Vorteile liegen auf der Hand:

- Hilft, den Tag zu planen, kein »Nicht-wissen-was-tun«, kein Abdriften in Langeweile
- Trainiert Selbstkontrolle
- Lehrt Selbst- gegenüber Fremdwahrnehmung einzuschätzen
- Stimuliert Aufmerksamkeit der Eltern und Lehrkräfte
- Stolz und Selbstbestätigung sind die Folge

So kann schon allein das Führen eines solchen Protokolls oft großen Erfolg haben.

Ganz wichtig sind dabei zwei Punkte:

1. Das Kind führt das Protokoll selbstständig.
2. Die Eltern bearbeiten es getrennt.

Hier folgt die Skizze eines solchen Strukturplans, er kann aber durchaus Ihrem Kind entsprechend angepasst und verändert werden.

Datum

Uhrzeit	Tätigkeit »Was mache ich?«	Selbstein-schätzung	Andere, Eltern
7–7.30	Frühstück	☺	
15–16	Hausaufgaben	–	
17–18	Fußballtraining	☺☺	
18–19	Zimmer aufräumen	– –	

Dabei bedeuten:

- ☺☺ sehr konzentriert und aufmerksam, viel Spaß dabei
- ☺ mit Spaß dabei, konzentriert
- O Konnte sich nur kurz konzentrieren, war leicht abgelenkt
- – Keine rechte Lust gehabt, nur mit Mühe zu Ende gebracht
- – – Null Bock gehabt, völlig unkonzentriert, schnell abgebrochen

Für jeden Tag wird ein neues Blatt angelegt.
Die dritte Spalte wird durch doppeltes Umfalten versteckt, bevor die Eltern das Protokoll bekommen. Sie sollen die Selbsteinschätzung ihres Kindes nicht sehen können, bevor sie ihre Be-

wertung abgeben. Um die Schule mit einzubeziehen, können die Protokolle regelmäßig der Lehrerin/dem Lehrer vorgelegt werden. Sie/Er beurteilt das Verhalten bzw. den Fortschritt des Kindes dann mittelbar, z. B. über Einträge ins »Elternheft«.

Damit das Ganze Früchte tragen kann, ist zuerst etwas Hilfe und dann, wie so oft, viel Geduld nötig.

Kleine Hilfen

Die Pflanzenheilkunde bietet auch bei kleineren Problemen gute Hilfe:

Insektenstiche

Nicht nur in der bayerischen Volksmedizin benutzt man die Zwiebel zur Behandlung von Entzündungsreaktionen auf Insektenstiche. Es empfiehlt sich dabei folgendes Vorgehen: Zur gegebenen Zeit bereitet man Zwiebeleiswürfel vor. Dazu schält man mehrere Zwiebeln, quetscht und zerkleinert sie, lässt sie eine Stunde stehen und friert sie anschließend in kleinen Eiswürfeln ein. Sobald ein Familienmitglied gestochen wird, drückt man einen Eiswürfel auf die Stichstelle, und zwar so lange, bis er geschmolzen ist. Der Druck zieht die Gefäße zusammen, sodass die injizierten Gifte sich in der Haut nicht ausbreiten können. Die Kälte bremst im Zusammenspiel mit der Chemie der Zwiebel die Entzündungsreaktion. Falls kein Zwiebeleiswürfel zur Verfügung steht, zerquetscht man eine rohe Zwiebel auf der Stichstelle.

Nasenbluten

Das **Hirtentäschelkraut** enthält Substanzen, welche die Blutgerinnung aktivieren. Sie können äußerlich, d. h. auf der Haut und auf Schleimhäuten, angewandt werden (die früher empfohlene innere Anwendung bei zu starken Monatsblutungen gilt inzwischen als obsolet). Bei Nasenbluten empfiehlt sich das Hochschnupfen eines Tees aus Hirtentäschelkraut.

Reisekrankheit

So manche Ausflugsfahrt mit den lieben Kleinen endet abrupt, wenn nach den ersten Kurven das gefürchtete Erbrechen im Auto beginnt. Gegen diese Reisekrankheit (»Kinetose«) hilft Ingwer: Als Bonbon, als Fertigarzneimittel oder auch als Ingwertee ist er ein probates pflanzliches Arzneimittel, das den Einsatz »harter« Medikamente mit ihrer stark sedierenden Wirkung oft überflüssig macht. Ob Ihre Kinder den scharfen Geschmack mögen, müssen Sie ausprobieren. Ingwertee kann man eventuell mit Traubenzucker süßen.

Ein gut fünf Zentimeter langes Stück Ingwerwurzel wird geschält, zerkleinert und mit kochendem Wasser überbrüht. Nach 10 Minuten wird der Ingwertee abgeseiht, gesüßt und gekühlt vor und während einer Auto- oder Flugreise getrunken. Fertigarzneimittel (z. B Zintona), Ingwerstäbchen oder eingelegter Ingwer gelten als Alternative.

Prellungen und Zerrungen

Kinder, die ganz normal spielen und toben, haben immer irgendwo blaue Flecken. Niemand wundert sich darüber. Dem Kinderarzt geht es eher so, dass er sich fragt, ob es dem Kind an Bewegung oder sozialen Kontakten mangelt, wenn die blauen Flecken fehlen.

Bei ausgeprägteren **Prellungen** nach einem größeren Unfall versucht man, dem betroffenen Areal möglichst schnell Hitze zu entziehen und die Durchblutung zu drosseln. Dies gelingt mit Eisbeuteln, fließendem Wasser oder stark wärmeleitenden Materialien (kalter Löffel).

Bei **Zerrungen** folgt auf die Kältebehandlung eine möglichst kurzfristige Ruhigstellung des betroffenen Bereichs. Je nach Situation eignen sich Tapeverbände, Stützverbände oder Schienen. Wenn Gelenke mitbetroffen sind, sollte möglichst früh – zunächst passiv und im schmerzfreien Gebiet – mit einer Bewegungstherapie begonnen werden. Bei starken Schwellungen kommt Lymphdrainage infrage. Vor allem anfangs sollten schmerzlindernde Medikamente großzügig eingesetzt werden; die Phytotherapie empfiehlt Minzöl bzw. Pfefferminzöl äußerlich als Einreibung.

Schlecht heilende **Schürfwunden** werden desinfiziert und mit gerbstoffhaltigen Umschlägen versorgt (Eichenrinde, Tannosynt®). Je nach klinischem Bild sind auch Johanniskrautöl und Zubereitungen mit Hamamelis geeignet. Vor allem bei lang anhaltenden Beschwerden ist eine Reiztherapie sinnvoll. Neben physikalischen Maßnahmen kommen feucht-heiße Kompressen in Form eines Heublumensacks oder Kirschkernkissen zur Anwendung. Senfwickel und Beinwell-Pasten werden in der Kinderheilkunde eher selten angewandt.

Ausblick

»Medicus curat, natura sanat« ist ein uralter Grundsatz der Medizin, der besagt, dass der Arzt lediglich den Patienten pflegt, die Natur ihn aber heilt. Er ruft zur Bescheidenheit auf und lässt den so oft beschworenen Gegensatz zwischen Schulmedizin und Naturheilverfahren in einem etwas seltsamen Licht erscheinen. Natürlich ist unser medizinisches Wissen begrenzt. Viele Probleme der Onkologie, der Neurologie, der Prophylaxe, der Lebensführung, der Ernährung usw. sind noch längst nicht ausreichend untersucht. Das Wissen in unserer Welt ist endlich, das Nichtwissen unendlich. Ich wünsche mir, dass Kollegen, die in der Öffentlichkeit die klassische Medizin als eine bornierte Schulmedizin darstellen, die nur Pillen verschreiben und unsinnige Operationen durchführen kann, wissen, wovon sie sprechen. Es sollten nicht unnötig Gräben aufgerissen werden aus Unwissenheit oder um einer gezielten, zweckgerichteten Propaganda willen. Andererseits wünsche ich allen Ärzten und Patienten ein offenes Herz und einen offenen Geist, um die Versorgung unserer Kinder zu verbessern. Ich wünsche mir – bei allem Verständnis für unser aller Bedürfnis nach schönen geschlossenen Weltbildern, die alles erklären – mehr Aufklärung und mehr kritisches Hinterfragen aller Heilslehren. Ich baue auf den mündigen Patienten – oder zumindest auf die mündigen Eltern meiner Patienten.

Außerdem wünsche ich mir ganz persönlich, dass Sie nach

der Lektüre dieses Buches die Frage, ob denn die Methoden des Pfarrers Kneipp für Kleinkinder und ältere Kinder gut sind, sofort mit einem begeisterten »Ja« beantworten.

Ihnen und Ihren Kindern alles Gute!

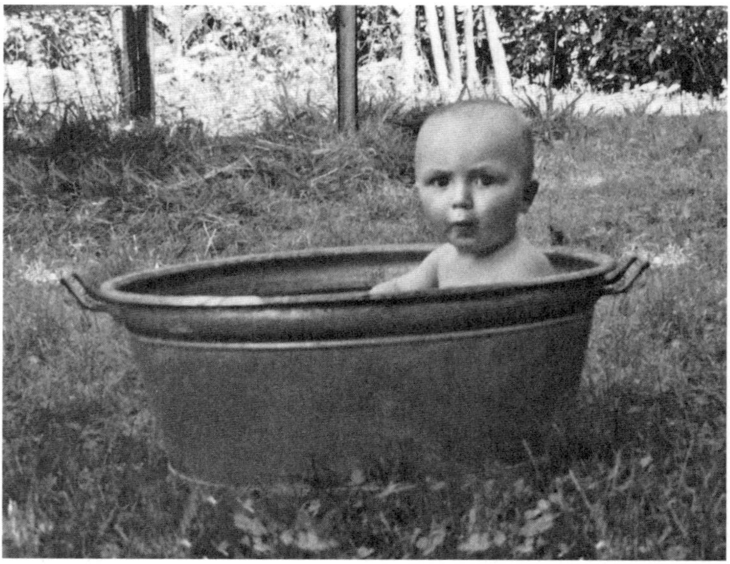

Dank

Zuallererst möchte ich meiner geliebten Frau danken: Sie hat nicht nur aktiv am Manuskript mitgearbeitet, sondern mir mit ihren klugen Hinweisen immer wieder die Augen geöffnet für das, worauf es ankommt. Das gilt im Übrigen nicht nur für dieses Buch.

Ich danke meinen sechs Kindern und meinem Stiefsohn für ihre Zuneigung: Jedes der sieben war und ist mir wichtig, sie haben mir viel Freude gemacht. Mittlerweile stehen sie fast alle auf eigenen Beinen, haben ihrerseits Familien gegründet und mich zum stolzen Großvater gemacht. Die stetige Erziehungsarbeit meiner Kinder an ihrem Vater hat Früchte getragen, die auch diesem Buch zugutekamen.

Dankbar bin ich den vielen Kindern in unserer Praxis mit ihren Familien, deren Vertrauen mich motiviert hat und an deren Erfahrungen ich über die Jahre teilhaben durfte. Ich kann es nur immer wieder sagen: Es ist für mich ein großartiges Geschenk, von meinen Patienten zu lernen. Mein Leben wäre ärmer ohne das Lachen dieser Kinder, ohne ihre Tapferkeit und ohne den Mut der Eltern, für ihre Kinder einzustehen,

Ich danke meinen vielen Lehrerinnen und Lehrern, Weggenossinnen und -genossen und Freundinnen und Freunden, die meinen beruflichen Werdegang begleitet haben. Ich bitte um Nachsicht, dass ich sie hier nicht namentlich nennen kann.

Dieses Buch wäre nicht entstanden ohne die Unterstützung meiner Partnerinnen und Partner in unserer Praxis, namentlich Dr. Ludwig Schmid, Bettina Lang-Negretto, Dr. Cornelia Czap sowie die Kunst- und Familientherapeutin Waltraud Schmid. Dass ich nach wie vor morgens voller Vorfreude in die Praxis fahre, hat auch mit ihnen zu tun.

Zuletzt, aber nicht an letzter Stelle, möchte ich Kristin Rotter und Dr. Ulrike Strerath-Bolz herzlich für die Idee zu diesem Buch und die exzellente Betreuung während seiner Entstehung danken. Wir waren ein gutes Team! Es macht mich glücklich zu sehen, wie viel Sorgfalt, Kreativität und Kompetenz beide Kolleginnen und der Verlag in die Gestaltung dieses Buches gesteckt haben, das vieles von dem enthält, was ich über die Jahre an Wissen erworben habe.

Auf das Gespräch mit meinen Leserinnen und Lesern freue ich mich.

Register

MIX
Papier aus verantwortungsvollen Quellen
FSC® C083411

ISBN 978-3-550-05037-4

Gesetzt aus der Quadraat und Optima
bei LVD GmbH, Berlin
Druck und Bindearbeiten: CPI books GmbH, Leck
Printed in Germany